전립선암 명의 정병하 교수와 베스트 전립선암팀의

전립선암완치설명서

전립선암 명의
정병하 교수와 베스트 전립선암팀의

전립선암완치설명서

펴낸날 초판 1쇄 2012년 3월 1일 ｜ 개정판 3쇄 2023년 10월 30일

지은이 정병하

펴낸이 임호준
출판 팀장 정영주
편집 김은정 조유진 김경애
디자인 김지혜 ｜ **마케팅** 길보민 정서진
경영지원 박석호 유태호 최단비

인물 사진 신지호 ｜ **일러스트** 송진욱
인쇄 상식문화

펴낸곳 헬스조선 ｜ **발행처** (주)헬스조선 ｜ **출판등록** 제2-4324호 2006년 1월 12일
주소 서울특별시 중구 세종대로 21길 30 ｜ **전화** (02) 724-7664 ｜ **팩스** (02) 722-9339
인스타그램 @vitabooks_official ｜ **포스트** post.naver.com/vita_books ｜ **블로그** blog.naver.com/vita_books

ⓒ 세브란스병원, 2012
사진 ⓒ 세브란스병원, (주)헬스조선

ISBN 978-11-5846-300-7 14510
      978-89-93357-20-2 (set)

비타북스는 독자 여러분의 책에 대한 아이디어와 원고 투고를 기다리고 있습니다.
책 출간을 원하시는 분은 이메일 vbook@chosun.com으로 간단한 개요와 취지, 연락처 등을 보내주세요.

전립선암 명의 정병하 교수와 베스트 전립선암팀의

전립선암 완치 설명서

정병하 지음

ChosunMedia
헬스조선

남성의 피할 수 없는 숙명,
전립선암을 이긴다!

과거 전립선암은 지방질 섭취가 많은 서양에서나 걱정할 질환이라는 인식이 많았다. 하지만 이제는 우리나라에서도 육류를 주로 섭취하는 서구식 식단의 확대와 운동 부족, 급격한 고령화, 잘못된 생활 습관 등으로 인해 전립선암이 급격하게 증가하고 있는 추세다. 특히 전립선암의 경우, 국내 5대 암 가운데 그 증가율이 1위를 차지했을 만큼 급격하게 늘었다. 이제 중년 이후의 남성이라면 누구나 전립선암에 관심을 가질 필요가 있다.

전립선암은 통증이나 자각 증상이 병이 한참 진행된 후에야 나타난다. 그래서 전립선비대증인 줄 알고 병원을 찾았다가 전립선암으로 진단받는 경우도 종종 있다. 이렇게 늦게 발견되는 이유는 무엇일까? 전립선암은 초기 증상이 전혀 나타나지 않는 암이기 때문이다. 환자가 알아챌 만큼의 증상이라면 암세포가 너무 커져 있거나, 다른 조직으로 전이되었을 확률이 높다. 특히 뼈로 전이돼 관절염이나 어깨 결림 등의 증상으로 병원을 찾았다가 알게 되는 경우도 있다.

그래서 전립선암은 조기 검진이 중요하다. 또한 전립선암에 대한 기본적인 정보를 익혀두어야 초기에 의심 증상이 나타났을 때 곧바로 병원을 찾을 수 있다. 게다가 전립선암은 조기 검진이 매우 간편하고 비용도 적게 든다. 굳이 대형병원이 아니라 가까운 비뇨의학과를 찾아가도 빠르고 쉽게 검진을 받을 수 있다.

모든 암이 그렇듯이 조기 검진을 통해 암을 발견하면 치료가 수월해지고 치료 효과도 탁월하게 높아진다. 현대 의학의 눈부신 발전은 암의 생존율 역시 빠르게 증가시키고 있다. 마찬가지로 전립선암도 조기 검진을 통해 초기에 대처한다면 완치가 가능한 암이 되고 있다. 설령 암이 많이 진행되었다고 하더라도 최첨단의 수술법과 약물, 방사선 치료 등으로 완치에 이를 수 있다.

우리는 암에 걸리면 '대체 왜 내게 이런 시련이 왔는가?' 하고 고통스러워한다. 하지만 병은 사람을 골라서 찾아오지 않는다. 전립선암은 수명이 길어진 현대의 많은 남성들이 피해갈 수 없는 질환이기도 하다.

'난상가란卵上加卵'이라는 말이 있다. 아무리 불가능해 보이는 일이라도 정성을 다하면 좋은 결과를 얻을 수 있다는 뜻이다. 암은 분명 두려운 질병이다. 하지만 환자와 환자 가족 그리고 우리 의료진이 함께 한다면 충분히 극복 가능한 하나의 질병일 뿐이다. 우리가 암에 대처하는 자세 역시 한번 맞서보겠다는 자신감만 갖는다면 결국에는 뜻을 이룰 수 있다고 본다. 그리고 우리 강남세브란스 전립선암 전문 클리닉팀은 암과 싸우고 있는 환자들을 위해 모든 분야의 의료진이 힘을 합쳐 항상 전투태세를 갖추고 있다.

이 책은 전립선암에 대한 올바른 정보를 주기 위해 2012년 처음으로 출간되었고, 발전된 치료 기술과 새롭게 연구된 치료법들을 추가하여 2019년에 개정판을 출간했다. 환자나 환자 가족들이 쉽게 이해할 수 있도록 설명하려고 노력했지만 다소 어려운 점이 없지 않다. 그래도 최선의 정보를 주기 위해 강남세브란스 전립선암팀과 헬스조선 그리고 집필진이 함께 노력했다. 전립선암으로부터 이 시대의 아버지들을 지키려는 모두의 노력이 환자와 그 가족들에게 도움이 되길 바랄 뿐이다.

2019년 7월
정병하

03 전립선암, 완치될 수 있다

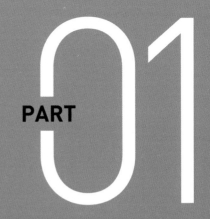

PART

전립선암,
알면 잡힌다

전립선암은 '황제의 암'이라고 불린다. 전립선암 환자 가운데 유독 세계적인 인물이 많기 때문이다. 전립선암은 남성이 열정적으로 활동하며 업적을 이뤄나갈 시기에 살며시 나타나 발목을 잡아끈다. 처음 전립선암 진단을 받은 환자들은 종종 전립선이 어디 붙어 있는 거냐며 물어온다. 우리 몸의 작은 기관이지만 남성 생식기의 중추인 전립선, 중년 이후의 남성이라면 이제 더 이상 모르고 살아서는 안 된다.

남자의 숙명, 전립선

전립선은 전립샘이라고도 하며 남성에게만 있는 생식과 관련된 장기다. 밤톨 크기 만한 작은 장기지만 소변길과 정액길의 교차로에 있고, 성(性) 신경과 혈관들이 붙어 있어 적절한 관리를 하지 않을 경우 발기부전, 전립선비대증, 전립선암 등 각종 남성 질환을 앓게 된다.

전립선이란 무엇일까?

전립선의 가장 중요한 기능은 정액의 일부를 형성하는 일이다. 전립선에서 생성되는 이 액체는 정자를 보호하고 항균 작용을 하여 정자가 여성의 자궁 내에서 수정이 가능하도록 유지시켜주는 역할을 한다. 전립선의 또 다른 주요 기능은 요로계에서 생식계로의 감염 전파를 막아주는 파수꾼 역할이다. 이처럼 전립선은 남성의 신체기관 중 전략적으로 매우 중요한 위치에 자리 잡고 있다. 소변과 정액은 전립선이라는 관문을 지나지 않고는 몸 밖으로 나갈 수 없다.

● 전립선은 소변이 지나는 톨게이트

철없던 시절, 남자들은 한 번쯤 누가 더 오줌발이 센지 내기를 해 본 경험이 있을 것이다. 그런데 이 '오줌발'이 세려면 신장에서 만들어진 소변을 일정 기간 저장하는 방광 기능이 정상이어야 함은 물론이고, 이를 배출하는 전립선 요도와 요도 주변에 막힘이 없어야 한다. 소변은 방광에서부터 출발해 요도라는 관을 통해 나오는데 전립선을 거치지 않고서는 몸 밖으로 배출될 수 없다. 따라서 요도를 고속도로라고 한다면, 전립선은 톨게이트라고 할 수 있다.

전립선은 작고 복잡한 공장과 같다. 이곳에 조금이라도 문제가 생기면 소변을 볼 때와 정액을 배출할 때 어려움을 겪는다. 또 성생활에서도 여러 가지 문제를 일으켜 남성의 삶의 질을 떨어뜨리는 주요한 원인이 된다.

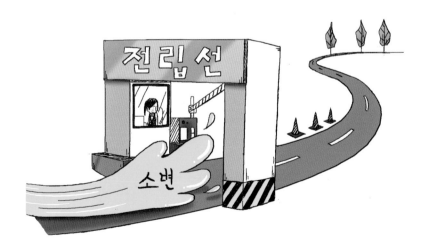

게다가 전립선은 방광 바로 밑에 위치하여 방광, 직장, 요도괄약근, 주요 동맥과 정맥, 그리고 신경 등 손상되기 쉬운 구조들로 둘러싸여 있다. 이 때문에 전립선암을 치료하는 과정에서 발기부전이나 직장출혈, 요실금과 같은 부작용이 생긴다.

● 전립선은 생식계를 보호하는 파수꾼

우리의 생명에 직결되는 심장 같은 기관은 아니지만 전립선은 정액의 대부분을 차지하는 체액을 배출하며 요로감염으로부터 생식계를 보호하는 파수꾼 역할을 한다. 이곳에 반복적으로 감염이 일어나면 흉터 조직이 생겨 고환에서 나오는 관을 막아 불임이 된다.

전립선은 정액의 액체 성분의 30% 이상을 만들어서 분비한다. 전립선에서 만들어진 전립선액은 정소에서 만들어져서 이동해 온 정자에게 영양을 공급하며, 사정된 정액이 굳지 않도록 액체 상태를 유지시킴으로써 정자가 활발하게 운동할 수 있도록 돕는다.

정자의 운동 능력은 난자와 만나 수정할 수 있는 능력과 직접적으로 연결된다. 또한 여성의 질 내부는 산성을 띠는데, 전립선액은 알칼리성이므로 산성을 중화시켜 정자를 보호하는 역할을 한다. 따라서 정자에 영양분을 공급하고, 세균 감염을 막는 역할을 하는 전립선액은 남성의 생식 능력에 필수적이다.

◉ 작고 복잡한 공장, 전립선의 구조

전립선은 크게 다섯 개의 구역으로 나뉜다. 주로 평활근으로 이루어져 있고 전체의 3분의 1에 해당하는 전부anterior와 가장 큰 부분에 해당하는 말초대peripheral, 나머지 샘 조직의 대부분을 차지하고 있는 중심대central와 사정할 때 정액이 역류하는 것을 막아주는 전전립선 조직preprostatic tissue, 요도를 둘러싼 이행대transitional zone가 있다.

이행대는 전립선비대증에 의한 문제가 발생하는 곳으로 남성이 40대 중반에 이르면 전립선의 이행대가 점점 커지면서 요도를 막기

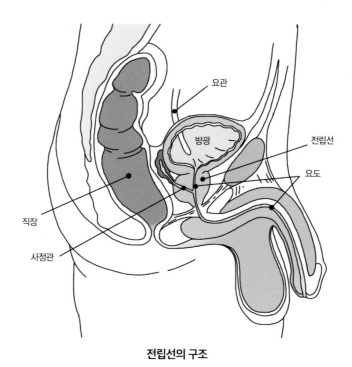

전립선의 구조

시작한다. 마치 넥타이가 목을 천천히 조르듯이 압박하여 점차 소변을 몸 밖으로 내보내는 것이 어려워진다. 대부분의 전립선암은 말초대에서 시작되는데 다행히 이 부위는 직장수지검사에서 잘 만져지며 전립선 생검에 의해서도 검사가 가능하다.

◉ 호르몬에 민감한 전립선

전립선암은 남성호르몬의 영향을 받아 증식한다. 전립선은 호르몬에 민감하기 때문에 암 치료를 할 때 남성호르몬 즉, 안드로겐 androgen의 공급을 차단하여 암세포 크기를 줄일 수 있고, 암이 진행되는 것을 막을 수 있다. 이런 호르몬들을 분비하는 시스템은 뇌의 시상하부가 담당한다. 시상하부에서 황체호르몬 분비호르몬 LHRH을 내보내 뇌하수체에 전달하면 이에 대한 반응으로 뇌하수체는 황체호르몬을 분비한다. 황체호르몬은 다시 고환을 자극하여 남성호르몬의 핵심인 테스토스테론을 분비시킨다.

테스토스테론은 혈액을 통해 순환하다가 전립선 세포로 확산되어 들어간다. 테스토스테론은 체모를 자라게 하고 목소리를 남자답게 하며 생식기능이 생기도록 하는 등 남성의 2차 성징에 중요한 역할을 한다.

전립선에 나타나는 대표적 질환은?

　모든 남성은 언젠가는 전립선에 대해서 반드시 알아야 하는 때가 온다. 전립선은 무게 20g에 불과한 작은 기관이지만 남성의 건강에 영향을 미칠 수 있는 세 가지 주요 질환이 발생하는 곳이기 때문이다. 미국 남성뿐만 아니라 점점 서구식 식습관을 닮아가는 동양 남성에게도 흔하게 발견되고 있는 전립선암, 대부분의 나이 든 남자들이 겪게 되는 배뇨 증상의 원인인 전립선비대증, 고통을 수반하는 전립선염이 대표적인 전립선 질환이다.

　전립선암에 대해 바르게 알려면 나머지 두 가지 질병에 대해 알아

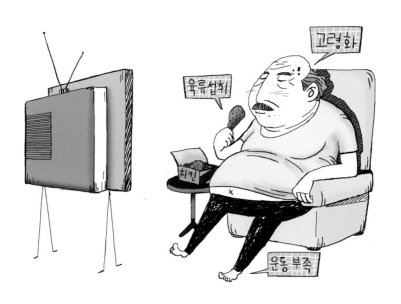

야 하고, 전립선암을 치료해 나가려면 전립선 질환도 함께 고려해야
한다. 전립선 질환이 무엇이고, 의심 증상은 어떻게 나타나며, 그 치
료 방법은 무엇이 있는지 알아보자.

◉ 전립선암

전립선암은 고기를 많이 먹는 미국 남성에게서 가장 흔하게 발생
하는 암이며, 미국 남성의 암 질환 중 세 번째로 사망률이 높다. 유
명한 영화배우 로버트 드니로는 2003년 전립선암 초기 진단을 받았
고, 넬슨 만델라 남아프리카공화국 전 대통령 역시 1990년에 전립선

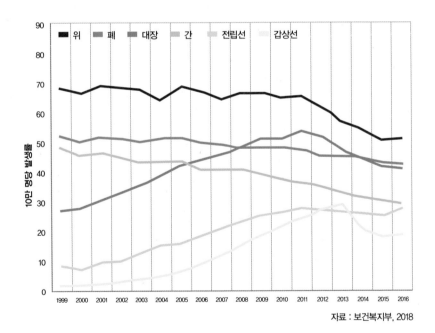

자료 : 보건복지부, 2018

전립선암 발생률

암으로 수술을 받았다. 아무리 유명하고 돈이 많은 사람이라도 남자라면 누구나 전립선암 앞에서 자유로울 수 없다.

최근에는 우리나라도 서구식 식생활과 고령화의 영향으로 남성 암 가운데 네 번째로 전립선암의 발생률이 높아졌다. 또한 전립선암 유병자 수는 남성 암 환자 중에서 세 번째를 차지한다는 통계만 보더라도 국내 중·노년 남성들에게 전립선암은 더 이상 남의 나라 이야기가 아니다. 초기 전립선암은 완치가 가능하지만 무증상이거나 의심할 만한 초기 증상을 동반하지 않기 때문에 정기적인 검사가 매우 중요하다.

전립선암의 발생률이 높아지고는 있지만 전립선암의 치료 방법 또한 점점 발전하고 있다는 점은 무척 희망적이다. 다음 장에서 언급하겠지만 로봇 수술 등을 통해 부작용 없이 완치되는 비율도 높아지고 있다. 또한 최근에는 전립선암의 성장을 억제하는 데 초점을 둔 혁신적인 연구와 첨단 치료법이 빛을 발하고 있으며 신약 개발 또한 꾸준히 이뤄지고 있다. 예방과 조기 진단, 그리고 국소암에 대한 보다 적합한 치료와 진행 암에 대한 적절한 조절을 통해 전립선암으로부터 생명을 구하는 길은 점점 더 넓어지고 있다.

◉ 전립선비대증

중년 이후의 남자라면 소변이 약해졌거나 소변을 보고 난 뒤에도 바지에 흘리는 등의 난처한 경험을 하게 될 때 전립선비대증을 의심해봐야 한다. 전립선비대증이란 말 그대로 전립선이 커지는 것을 말한다. 전립선이 커지면서 요도가 좁아져 소변을 배출할 때 속도가 느려지고, 방광 기능이 손상되어 점점 더 비정상적인 상태로 변하게 되는 것을 전립선비대증이라고 한다. 하지만 전립선비대증이 있다고 해서 전립선암에 걸릴 확률이 높아지는 것은 아니다. 전립선비대증과 전립선암은 전립선의 서로 다른 구역에서 발생하는 전혀 다른 질환이다.

전립선비대증은 대다수의 남성에게서 발생하는 매우 흔한 질환으로 암은 아니지만 암과 비슷한 양상을 보이는 특징이 있다. 최근에는 많은 치료 방법들이 개발되어 대부분 부작용 없이 치료할 수 있다.

전립선비대증의 유병률은 40대 이후 매년 증가하는 양상을 보인다. 이 질환의 유병률은 50대 남성에게서는 20%, 60대 남성에게서

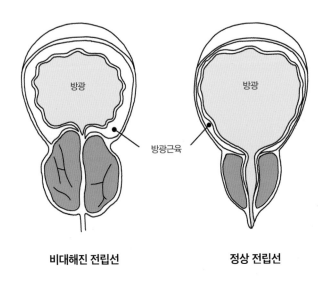

비대해진 전립선　　　　　　　　　**정상 전립선**

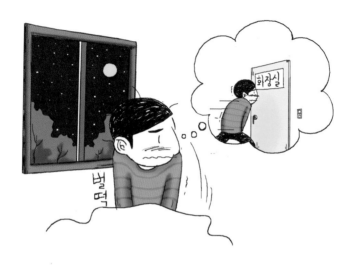

는 60%, 70대 남성에게서는 70%로 나타난다. 전립선비대증은 내과적 치료가 가능하지만 증상이 심한 경우라든지 치료 시기를 놓쳐 질환이 많이 진행된 경우에는 수술이 최고의 선택이다. 그러나 전립선이 커진 것만으로는 아무런 증상도 유발하지 않는 경우도 있으며 따라서 특별한 치료가 필요 없을 수도 있다. 다시 말해 전립선이 커지면서 전립선 부위의 요도가 좁아지게 되고 이로 인해 배뇨증상이 생겼다면 전립선비대증에 대한 치료가 필요하다.

> **TIP** 전립선비대증 자가 진단
> 1 소변 줄기가 약하거나 가늘고 자꾸 끊겨서 나온다.
> 2 소변을 봐도 소변이 방광에 남아 있는 듯한 느낌이 든다.
> 3 밤에 자는 동안 소변을 보려고 한 번 이상 잠에서 깬다.
> 4 소변을 보고 나서 2시간을 넘기지 못하고 하루 8번도 넘게 소변을 본다.
> 5 소변이 마려울 때 참기 어렵다.
> 6 소변을 볼 때 힘을 줘야 하거나 한참 기다려야 나온다.
> 위와 같은 증상이 있으면 전립선비대증을 의심해볼 수 있다.

전립선비대증의 원인은 아직 정확하게 밝혀지지 않았으나 노화의 일부로 여겨지고 있으며 나이가 들수록 전립선도 같이 커지는 것은 이미 증명된 사실이다.

● 전립선염

전립선염은 비뇨기계 문제로 병원을 찾는 남성의 25% 정도가 겪는 질환이다. 전립선에 염증이 생기고 붓는 등 통증을 동반하기 때문에 매우 고통스러운 질환이기도 하다. 전립선염은 비교적 치료가 쉬운 급성 세균성 전립선염과 만성 세균성 전립선염, 항생제로는 치료가 잘 되지 않는 만성 비세균성 전립선염으로 나뉜다. 다행히 전립선염은 암이 아니며 암을 유발하지도 않는 양성 질환이다. 최근에는 완치가 되지는 않더라도 종류에 따라 그 증상을 완화하기 위한 새로운 치료법이 많이 개발되고 있다.

전립선염의 원인은 밝혀진 것도 있지만 그렇지 못한 경우도 있다. 원인과 증상에 따라 보통 네 가지로 구분을 하는데 발생 빈도가 낮은 두 종류의 전립선염은 세균 감염에 의해서 일어난다. 급성 세균성 전립선염은 처음에는 별다른 자각 증상이 없다가 점차 고통이 심해지고 심신을 쇠약하게 만드는 질환이다. 치료하지 않으면 생명을 위협할 수 있는 패혈증에 걸리거나 전립선농양이 생기는 등 상태가 심각해진다.

급성 전립선염의 경우에는 자신이 질환에 걸렸는지 여부를 어느 정도 예상할 수 있다. 그러나 다른 전립선염의 경우에는 증상이 없거나 있어도 경미하여 전립선에 문제가 있는지 여부를 바로 알기가 어렵다. 전립선염의 증상에는 직장과 고환 사이, 고환, 음경 말단, 다리와 허리 부분의 통증과 사정 시 또는 사정 후의 통증, 혈뇨, 빈뇨, 잔뇨감 등이 있다.

전립선염의 경우 식생활이나 생활 방식을 바꿈으로써 증상을 많이 개선시킬 수 있다. 과일과 채소를 충분히 먹고 매운 음식, 술, 카페인, 사카린 함유 음료를 피하고 물을 많이 마시며 반신욕을 정기적으로 해주면 좋다. 또한 자전거를 오랫동안 타는 것은 피하며 가벼운 운동을 매일 해주면 전립선염 증상을 개선할 수 있다.

전립선암의 발병 요인

전립선암이 무서운 이유는 초기 증상이 거의 없기 때문이다. 따라서 50세 이상의 남성은 매년 PSA 검사를 받아야 하고 가족력이 있는 경우라면 40대 남성도 검사를 받아봐야 한다.

전립선암을 유발하는 위험 요소는?

국내에서 전립선암 환자는 2009년까지 매년 13.3%씩 증가하였고, 이후 현재까지 큰 증가 추세를 보이지 않고 있다. 과거 전립선암이 발생 증가율 1위를 기록할 정도로 많아진 이유는 급속한 고령화와 바쁜 현대인들의 운동 부족, 서구화된 식습관 등을 꼽을 수 있다. 한편, 간편하고 안전한 전립선암 진단법이 개발되어 조기에 전립선암을 발견할 수 있게 된 것도 잠재적 전립선암 환자가 드러나 통계적 수치를 올린 원인이 되었다.

● 고령화와 나이

2016년 현재 전립선암 발생률은 10만 명당 23.1명이며, 연령대별로 보면 70대가 41.9%로 가장 많았고, 60대 34.4%, 80대 이상이 13.4%의 순이었다. 미국에서도 70대 중후반의 남성이 40대 남성보다 전립선암에 걸릴 확률이 7배나 높다는 연구 결과가 있는 것처럼 나이는 전립선암의 주요 발생 원인 중 하나다.

그렇다면 왜 나이가 많은 남성이 전립선암에 잘 걸리는 것일까? 이는 전립선암이 발생하는 데 꽤 오랜 시간이 걸리기 때문이다.

전립선암은 40세 이하 남성에서는 거의 발생하지 않으며 50세 이후부터 점차 나이가 들면서 발생하기 시작해 70대에 가장 많고,

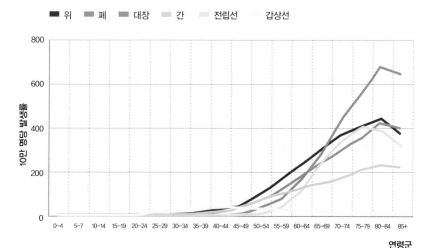

주요 암종의 연령군별 발생률(남자, 2016)

80% 이상이 65세 이후에 진단된다. 따라서 세계에서 가장 빠르게 고령화 사회에 진입하고 있는 우리나라에서도 전립선암은 계속해서 증가할 수밖에 없다.

● 가족력과 유전적 요인

가족 중에 전립선암 환자가 있는 경우 전립선암에 걸릴 확률은 일반인에 비해 2.5배나 높다. 특히 형제 중 전립선암 환자가 있는 경우, 다른 형제의 전립선암 발생 확률은 일반인의 3배, 일란성 쌍둥이의 경우는 4배 이상 높다. 만약 가족 구성원 중에 3명이 전립선암에 걸렸거나 3대에 걸쳐 발병한 경우, 친척 중 2명이 젊은 나이에 전립

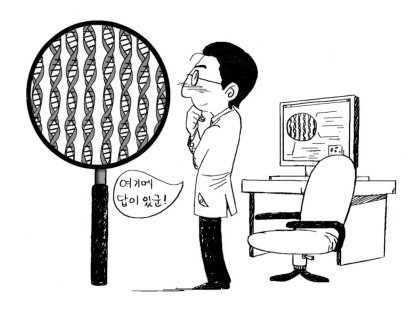

선암에 걸렸다면 다른 가족이 전립선암에 걸릴 확률은 거의 50% 가까이 된다. 이처럼 핵가족 내에 전립선암 환자가 3명 이상 있거나 부모의 가계 중 3대에 걸쳐 전립선암이 있는 경우를 유전성 전립선암이라고 한다. 최근에는 유전성 전립선암을 일으키는 유전자에 대한 연구가 활발히 진행되고 있다. 이를 밝혀낸다면, 유전자 검사를 통해 검진과 치료를 시행할 수 있을 것이다.

◉ 인종적 요인

미국 흑인 남성들은 다른 인종들보다 전립선암에 걸릴 확률이 높다. 흑인 남성은 백인 남성보다 심각한 형태의 전립선암에 걸릴 확률이 더 높으며, 재발 가능성 또한 높다. 전립선암으로 사망할 가능성도 훨씬 더 높다. 정확한 이유는 아직 밝혀지지 않았지만 대체로 많은 미국 흑인 남성들이 전립선암 진단 당시 악성화 정도가 높은 암을 가지고 있는 것으로 나타났다.

한국인의 전립선암은 독한가?

2018년 보건복지부 통계에 따르면 한국 남성의 전립선암은 위암, 폐암, 대장암에 이어 네 번째로 발생 빈도가 높았다. 특히 65세 이상의 남성 중에서는 폐암, 위암 다음으로 높은 발병률을 보였으며,

1999년 이후 10년간은 전립선암 환자가 매년 13.3%씩 빠른 속도로 늘어났다. 이러한 통계만 보더라도 전립선암이 한국 남성을 위협하는 주요 질병 중 하나가 되었음을 알 수 있다.

◉ 늦은 자각 증상

전립선암은 다른 암과 달리 암세포가 비교적 천천히 자라기 때문에 특별히 악성도가 높다고 볼 수는 없다. 하지만 초기 자각 증상이 거의 없어 전립선암 진단을 받았을 때에는 이미 암세포가 상당히 커진 경우가 많다.

암세포가 커지면 독한 성질을 가진 암세포도 그만큼 증가한다. 게다가 우리나라 남성들은 전립선에 문제가 생기기 전까지는 전립선

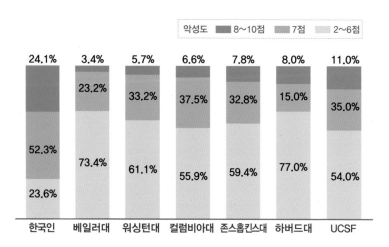

한국인 전립선암 얼마나 독한가?

에 대해 크게 관심을 갖지 않는다. 그만큼 조기 검진에도 소홀히 하는 경우가 많다. 하지만 일단 암이 커지면 한국인이든 미국인이든 그 암은 사나운 암이 될 확률이 높기 때문에 무엇보다도 전립선암의 조기 검진이 필수적이다.

● 조기 검진이 중요하다

모든 암이 그렇지만 전립선암 역시 가장 중요한 것은 암이 생기기 전에 예방하는 것이다. 만약 예방이 불가능하다면 암세포가 더 퍼지기 전에 발견해 치료를 하는 조기 검진과 치료가 최선의 방책이다.

전립선암은 암세포가 전립선 밖으로 퍼지기 이전인 초기에 가장 고치기 쉽다. 하지만 암세포가 전립선 밖으로 퍼지기 전에는 증상이 거의 없어 알기 어렵다. 그렇기 때문에 되도록 빨리 발견하기 위해 정기적인 선별검사를 일찍부터 시작하는 게 좋다. 또한 전립선암 진단을 받았다면 질병의 심각성을 인지하고 가장 적절한 치료를 받을 수 있도록 정보를 수집하는 일도 중요하다.

전립선은
침묵한다

전립선암은 초기 단계에 증상이 나타나지 않아 발견하기가 쉽지 않다. 많은 전립선암 환자가 "전립선암 판정을 받은 뒤 수술받는 순간까지도 아무런 통증을 느끼지 못했다"고 털어놓을 정도다. 따라서 일단 소변이 약해지고, 갑자기 소변이 안 나오거나 혈뇨가 있는 경우에는 한 번쯤 병원을 찾아가 전립선암과 관련한 검사들을 받아야 한다.

전립선암의 조기 진단

전립선암은 암세포가 전립선 밖으로 퍼지기 전에는 거의 증상이 없어 알기 어렵기 때문에 정기적인 선별검사를 일찍부터 시작하는 게 좋다. 초기 전립선암은 완치가 가능하다는 사실만으로도 전립선암의 조기 진단이 얼마나 중요한지 알 수 있다.

전립선암을 조기에 발견하려면?

전립선암은 요도 주위에서 멀리 떨어진 말초대에 생기기 때문에 수년에 걸쳐 조용히 자라난다. 초기 증세가 거의 없어 알아채기도 어렵다. 종양이 요도를 막을 정도로 커진 경우에는 소변이 급해지며 잘 나오지 않고, 중간 중간 끊기는 등 전립선비대증과 유사한 증상이 나타난다. 암이 커져서 생긴 발기부전이나 발기력 저하를 노화에 따른 자연스러운 현상으로 잘못 알고 치료 시기를 놓치는 경우도 많다.

> **TIP** 40세가 되면 검진을 시작하라
> 전립선암은 젊은 사람에게서 발견되었을 경우 완치될 확률이 높기 때문에 40세가 되면 반드시 검진을 시작한다.

● 조기 발견을 위한 선별검사

전립선암은 초기에는 자각 증상
이 없어서 발견되었을 때는 이미
다른 조직으로 전이된 상태일 확
률이 높다. 특히 뼈로 전이돼 관절
염이나 어깨 결림 등의 증상으로
병원을 찾았다가 알게 되는 경우

TIP 진행성 전립선암 환자의 증상

1 발기부전이나 발기력이 저하된다.
2 사정액의 양이 감소한다.
3 혈뇨 또는 정액에 피가 섞여 나온다.
4 허리, 골반, 엉덩이, 또는 허벅지에 심한
  통증이 느껴진다.
5 소변을 참기 힘들고, 배뇨 시까지 한참을
  기다려야 하거나 소변 줄기가 약하다.
6 배뇨 중간에 소변이 끊기거나 방울방울
  떨어진다.
이와 같은 증상이 나타난다면 즉시 병원을
찾아가 진료를 받아야 한다.

가 많다. 이렇게 통증 때문에 병원을 찾은 경우에는 환자의 고통이
심할 뿐 아니라 치료율도 매우 낮다. 그렇기 때문에 전립선암은 조
기 검진이 매우 중요하다.

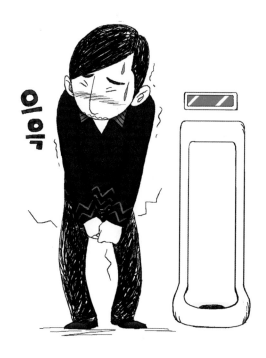

최근 20년간 전립선암의 진단과 치료에 있어서 가히 혁명적인 변화가 있었다. 오늘날에는 PSA 검사와 직장수지검사라는 강력한 진단 도구로 전립선암을 완치 가능한 시기에 조기 발견할 수 있다. 효과적인 진단 도구의 조합 덕분에 수많은 사람들이 전립선암을 극복하고 생존할 수 있게 되었다.

이 같은 선별검사에서 이상이 발견되면 보다 더 정확한 진단을 위해 전립선 조직검사를 받아야 한다.

● PSA 검사의 역할

PSA 검사는 전립선암 진단 시 가장 많이 사용하는 검사로 전립선특이항원 검사라고도 한다. 비교적 저렴한 비용으로 빠르고 편리하게 전립선암을 발견할 수 있다.

전립선특이항원PSA은 전립선 조직에서 만들어지고 전립선 내부의 그물망과 같은 분비관을 통해 배출되며 사정 시 정액의 일부를 형성한다. PSA는 혈액을 타고 들어가기 때문에 혈액을 통한 간단한 PSA 검사만으로도 전립선의 이상 여부를 확인할 수 있다.

전립선 조직에 문제가 있으면 PSA가 올라가는데 수치가 4ng/ml 이상이면 전립선암일 가능성이 높다. 하지만 전립선염이나 전립선비대증 때문에 PSA 수치가 높아질 수도 있으므로 반드시 의사와 상담해야 한다.

이 검사법이 개발되기 전까지 전립선암은 대부분 배뇨곤란이나 혈뇨, 뼈 전이로 인한 극심한 통증으로 인해 발견되었다. 하지만 이미 통증이 느껴질 만큼 증상이 있을 때에는 암이 상당히 많이 진행된 상태다. 따라서 증상이 나타나기 전에 PSA 검사를 통해 전립선암을 조기 발견하는 게 중요하다.

특히 PSA 검사로 발견된 전립선암은 전반적으로 악성도가 낮은 것으로 연구되었다. 실제로 미국에서는 1991년에서 2001년 사이에 PSA 검사를 통한 전립선암 조기 발견으로 전립선암 사망률이 27%나 감소했다는 보고가 있다.

◉ 높은 PSA 수치

PSA 수치가 높다고 반드시 전립선암에 걸렸다는 의미는 아니다. 전립선비대증이나 전립선염 같은 다른 양성 전립선 질환이 있는 경우에도 PSA가 높게 측정될 수 있으니 정확한 원인을 알기 위해서는 반드시 의사와 상담해야 한다.

세균성 전립선염과 같은 급성 감염의 경우에도 PSA 수치가 올라갈 수 있기 때문에 이럴 경우 항생제를 몇 주 동안 복용한 뒤 다시 검사를 받아보는 게 좋다. 전립선염 때문에 PSA 수치가 일시적으로 올라

> **TIP** 자전거를 타면 PSA 수치가 올라가나요?
> 최근에는 워낙 정보의 홍수 속에서 살다보니 자전거를 타면 PSA 수치가 올라가지 않느냐고 물어오는 환자가 많다. 하지만 자전거 타기는 PSA 수치와 연관이 없다. 장거리 자전거 타기가 음낭과 직장 사이의 회음부 감각을 둔화시킬 수는 있지만 PSA의 혈중농도를 올리지는 않는다.

갔다면 항생제 처방 뒤 4~6주 정도 후에는 정상수치로 돌아온다. 또한, 사정을 하면 PSA 수치가 높아지기 때문에 적어도 검사 2일 전부터는 금욕을 하는 것을 권장하고 있다. 40세 이하 젊은 남성에게서는 전립선암, 전립선비대증 같은 질환이 흔치는 않지만 PSA 수치가 높게 나온다면 즉시 병원을 찾아 원인을 파악하는 게 좋다.

● PSA 수치가 낮으면 안심이다?

전립선비대증을 치료할 목적으로 프로스카Proscar, 피나스테라이드Finasteride나 아보다트Avodart, 두타스테라이드Dutasteride와 같은 5-알파환원효소억제제5-alpha-reductase inhibitor를 복용할 경우에도 일시적으로 PSA 수치가 절반까지 떨어질 수 있다. 탈모 치료제로 사용되는 프로페시아Propecia도 PSA 수치를 낮출 수 있다.

뚱뚱한 사람 역시 PSA 수치를 통한 전립선암 조기 발견이 어렵다. 실제 전립선암이 있음에도 불구하고 뚱뚱한 사람들은 혈액검사 시 음성으로 나올 가능성이 크다. 연구에 의하면 뚱뚱한 사람들의 경우 체내 혈액량 또한 많아져 혈액검사에서 전립선특이항원이 희

TIP PSA 검사 전에 해야 할 일
1 사정으로 인해 일시적으로 PSA 수치가 올라갈 수 있기 때문에 적어도 검사 2일 전부터는 성관계를 피한다.
2 직장수지검사 역시 PSA 수치를 올릴 수 있으므로 반드시 직장수지검사를 하기 전에 PSA 검사를 먼저 받는다.
3 전립선비대증으로 특정 약을 복용하고 있을 경우에는 반드시 의사에게 알려야 한다.

석된다. 이로 인해 거짓 음성 반응을 보일 가능성이 크다.

전립선비대증으로 경요도 전립선 절제술transurethral resection of the prostate, TURP과 같은 수술을 받았던 환자들은 전립선암이 숨어 있다고 하더라도 PSA 수치가 1.0ng/ml 정도로 떨어진 채 유지되는 경우가 많다. 따라서 만일 수술 후에도 PSA 수치가 지속적으로 높다면 아무리 정상 범위 내에 속할지라도 정상이라고 할 수 없기 때문에 반드시 추가적인 검사를 해봐야 한다.

이처럼 PSA 수치와 전립선암이 반드시 일치하지 않는데도 정기적으로 PSA 검사를 받아야 할까? 강남세브란스병원에서 진행한 연구에서 2006~2015년 PSA 수치가 높은 1,951명을 분석한 결과 이 수치가 전립선암 지표로서 효용성이 있는 것으로 나타났다. PSA 4~10 환자의 26%, 11~20에서는 36%, 21 이상에서는 74%가 전립선암이었다. 미국 국립통합암네트워크NCCN의 연구에서도 50대 이상 남성은 전립선암 조기 발견을 위해 정기적으로 PSA 검사를 받아야 하며, 여기에는 PSA 수치가 3 이하인 사람도 포함된다고 밝혔다.

◉ PSA 밀도로 판별하기

전립선암에 걸린 남성들 대부분은 전립선비대증도 앓고 있는 경우가 많다. 이 때문에 전립선비대증에 의한 PSA 상승으로 정확한 진단이 어렵다. 전립선비대증과 전립선암을 구별하는 방법 중 하나가 바로 PSA 밀도다.

PSA 밀도란, 혈중 PSA 수치를 초음파로 측정한 전립선의 부피로 나눈 값을 말한다. 일반적으로 양성일 때 PSA는 전립선 무게의 10% 정도이며 최대 15%를 넘지 않아야 한다. 예를 들어, 환자의 PSA가 7ng/ml 정도이고 전립선 무게가 70mg이라면 대부분의 PSA는 전립선비대증으로 인한 것임을 예측할 수 있다. 하지만 전립선 무게가 30mg이나 40mg이라면 전립선비대증에 의한 것이라고 하기에는 PSA 수치가 너무 높기 때문에 다른 조직검사를 병행해 전립선암이 아닌지 확인해봐야 한다.

그러나 PSA 밀도만으로 전립선암과 전립선비대증을 구분하는 방법은 전립선암을 예측하는 데 한계가 있다. 경직장 초음파로 전립선의 크기를 측정하는 데 따르는 오차가 있고, 전립선비대증에서는 상피세포가 차지하는 비율이 일정하지 않기 때문이다.

전립선비대증의 증상은 암이 진행되었을 때의 증상과 매우 비슷해 단순히 전립선비대증 치료만 하다 아까운 시간을 낭비하기도 한다. 따라서 전립선비대증 환자는 의사와 상의해 전립선암 조기 진단을 위한 검사를 받는 게 좋다.

TIP PSA 검사 기준치

현실적으로 안심할 수 있는 PSA 기준치는 1.0ng/ml이다. 간혹 PSA가 이렇게 낮아도 전립선암이 있는 경우가 있지만, 생명을 위협하거나 고등급은 아닐 가능성이 높다. 이 PSA 수치가 시간이 지남에 따라 증가하는지 그리고 증가한다면 얼마나 빠른지 계속해서 관찰하는 것이 무엇보다 중요하다.

⦿ PSA 증가속도 측정

PSA를 이용한 또 하나의 진단 방법은 PSA 증가속도를 측정하는 것이다. 일정 기간 동안 PSA가 처음보다 증가한 양을 측정하는 방법이다. PSA는 정상 전립선 세포보다 전립선 암세포에서 분비되는 양이 더 많다. 따라서 전립선비대증이 있을 때의 PSA 증가속도보다 전립선암에서 PSA 증가속도가 더 빠르다. PSA 증가속도를 알기 위해서는 2년 동안 최소 세 번 이상 PSA를 측정해야 하고 최소 18개월의 간격을 두고 측정한 값을 비교한다.

한 연구기관에서 전립선비대증이 있는 사람과 전립선암에 걸린 사람, 전립선 질환이 없는 정상인 사람, 이렇게 세 그룹으로 나누어 20년 동안 혈액표본을 분석해보았다. 그 결과 PSA 증가속도를 제대로 해석한다면 전립선암을 예측할 수 있다는 결론을 얻었다.

전립선암 환자들은 길게는 진단받기 10년 전부터 정상인에 비해 PSA 수치가 크게 변화했다. 즉, PSA 수치의 변화를 추적함으로써 다른 방법으로 진단되기 수년 전에 전립선암을 미리 예측할 수 있다는 것이다. 따라서 PSA 증가속도는 전립선암을 발견하고 조기에 전립선비대증을 감별해내는 데 있어 매우 큰 의미를 지닌다.

PSA 수치가 갑자기 크게 변화한다면 치료하기 힘든 암이 존재한다는 신호가 될 수 있다. 근치적 전립선 절제술이나 방사선 치료를 받은 환자들을 대상으로 2개의 대규모 연구를 시행한 결과, 전립선암을 진단받기 1년 전에 측정한 PSA 수치보다 2ng/ml 이상 증가한 사람들은 공격적인 성향의 전립선암일 확률이 높았으며 10년 이내 전립선암으로 사망할 확률 역시 높았다. 따라서 PSA 수치가 갑자기 증가하고 같은 병원에서 반복 시행한 검사에서 이런 결과가 지속된다면 곧바로 치료를 요하는 전립선암이 있을지도 모른다. 이 경우에는 단순히 수술이나 방사선 치료만으로는 완치가 어려울 수도 있다.

한편으로는 몸속에 전립선암이 숨어 있는 남성의 25%에서는 여전히 PSA 수치에 큰 변화가 없었다는 사실도 잊어서는 안 된다.

◉ 직장수지검사의 필요성

> **TIP 선별검사**
>
> 40세 남성은 직장수지검사(digital rectal examination, DRE)와 PSA 검사를 받는 것이 좋다. 만일 PSA가 낮게 나오면 45세 때에 다시 검사를 받는다. PSA가 높게 나오면 2년마다 검진을 받아야 한다. PSA 수치가 낮더라도 직장수지검사에서 의심되는 혹이나 단단한 부분이 만져진다면 조직의 일부를 떼어내 검사하여 진단하는 생검을 받아야 한다.

40세 이상의 남성들은 매년 직장수지검사를 받는 것이 좋다. 이는 혈액 채취를 통한 PSA 검사만으로는 전립선암을 진단하는 데 한계가 있기 때문이다. 전립선암 환자의 25%는 PSA 검사 시 전립선암이 의심되지 않을 정도로 수치가 낮게 나타난다. 이처럼 PSA 검사가 항상 암을 조기 발견할 수 있게 해주는 것은 아니기 때문에 직장수지검사가 필요하다. 마찬가지로 직장수지검사 하나만으로 완벽하게 암을 발견할 수 있는 것은 아니다. 어떤 경우에는 의사의 손가락이 미치지 않는 곳에서 암 덩어리가 자라고 있을 수도 있기 때문에 의사의 판단 아래 PSA와 직장수지검사를 함께 받도록 한다.

● 직장수지검사의 방법

직장수지검사란 대체 무엇일까? 많은 남성들이 이 검사를 두려워한다. 직장수지검사는 두 번째 손가락을 항문에 넣어 전립선을 만져보는 것을 말한다. 전립선은 직장 바로 앞쪽에 위치해 있기 때문에 항문을 통해 쉽게 만져진다.

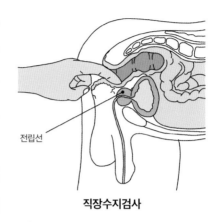

전립선

직장수지검사

정상 전립선은 고무처럼 표면이 부드럽지만 전립선암이라면 전립선비대증과 달리 단단한 느낌이 있다. 대부분의 경우 금방 끝나지만 검사 시 느낌이 이상하고 불편하기 때문에 사람들이 기피하려는 경향이 있다. 하지만 검사 시 올바른 자세만 취해도 그런 느낌을 상당히 줄일 수 있다.

의사가 전립선을 가장 잘 만져보기 위해서는 환자가 일어선 상태에서 검사테이블의 모서리 부분을 잡고 구부린 자세를 취해야 한다. 정상적인 전립선은 엄지손가락 아랫부분의 살처럼 부드럽지만 암이

> **TIP** 직장수지검사 시 통증이 있어요
>
> 만약 검사 중에 손가락이 직장에 들어왔을 때 심한 통증이 느껴진다면 급성 전립선염 혹은 전립선농양과 같은 다른 질환이 있을 수도 있다. 검사하는 동안 혹은 검사 후에 통증이나 고열이 있다면 반드시 의사에게 알려야 한다.

퍼져 있다면 엄지손가락의 관절을 만지는 것과 비슷한 느낌이 든다.

하지만 직장수지검사에서 전립선이 단단하게 만져지는 경우는 이미 암이 상당히 전이된 경우가 많기 때문에 직장수지검사에만 의존하지 말고 혈액검사와 조직검사를 복합적으로 시행해 검사의 정확도를 높여야 한다.

◉ 전립선 초음파검사

전립선 초음파는 항문을 통해 전립선의 이상 여부를 진단하는 검사법이다. 일반적으로 이 검사는 전립선의 크기, 모양, 결석, 낭종 등의 구조적 형태를 알아보는 데 주로 쓰인다. 초기 전립선암에서는 초음파 음영이 낮게 나타나기 때문에 전립선암을 의심할 수 있으며

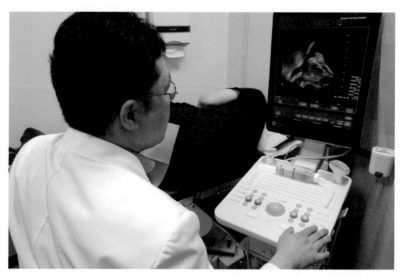

전립선 초음파검사

약 50%에서 발견할 수 있다. 하지만 초음파를 통해 보는 전립선의 영상에 한계가 있기 때문에 반드시 전립선 조직검사를 통해 확진을 받는다.

전립선암의 진단을 위한 조직검사

◉ 전립선 조직검사

전립선 조직검사는 전립선암이 의심되는 경우 확실한 진단을 위해 꼭 필요한 검사이다. 환자의 몸에서 전립선 조직을 채취하여 암의 크기와 위치, 암세포의 분화도를 알 수 있어 향후 치료에 매우 도움이 되는 검사법이다. 전립선 조직검사는 직장수지검사에서 단단한 것이 만져져 전립선암이 의심되거나, PSA 수치가 4ng/ml 이상인 경우 시행한다.

전립선 조직검사는 경직장 초음파를 이용해 10~12곳에서 전립선암이 의심되는 부위의 조직을 채취해 암의 악성도를 평가한다. 검사 방법은 전립선 주위에 국소 마취를 한 뒤, 조직검사 바늘을 장착하여 순간적으로 조직을 얻어낸다. 소요되는 시간은 10분 정도이며 조직검사 후에는 당일 귀가도 가능하다.

조직검사를 시행한 뒤에는 병리의사가 조직을 염색해 암세포의 악성도를 평가하게 되는데 이를 분화도라고 한다. 분화도를 통해 암

이 얼마나 빨리 자라고, 다른 부위로
전이될지 예측할 수 있다. 이때 현미
경으로 보는 전립선암은 한마디로 추
상화 같은 모양을 띤다. 거의 정상에
가까운 세포에서부터 분화도가 나쁜
세포까지 전부 한데 섞여 있는 양상
이다.

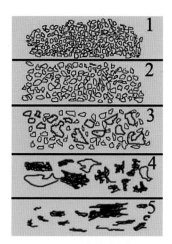

**전립선암의 조직학적 양상
: 글리슨 점수 체계**

　현재 가장 널리 쓰이고 있는 글리슨
점수는 현미경으로 보았을 때 나타나
는 선의 형태를 분화도가 제일 좋은 1등급부터 제일 나쁜 5등급까지
나눈 다음 가장 많이 나타나는 양상과 그 다음으로 많이 나타나는
양상의 분화도를 합해서 점수를 나타낸다. 이 방법은 전립선암이 얼
마나 빨리 퍼질지 예측하는 데 도움이 된다.

　글리슨 점수에서 가장 낮은 점수는 1＋1＝2이고, 가장 높은 점수
는 5＋5＝10이다. 글리슨 점수가 높은 남성은 암이 전립선막을 벗어
나 주위 조직까지 진행되었을 가능성이 매우 높다.

　전립선암은 다발성이기 때문에 정교한 바늘로 10~12곳의 조직을

TIP 개인 전문 비뇨의학과에서도 할 수 있어요

전립선 조직검사는 10년 전만 하더라도 검사 후에 생기는 염증 및 통증 때문에 많이 시행하지 않았
다. 하지만 최근에는 검사 도구 및 초음파의 발달로 개인 전문 비뇨의학과에서도 원활하게 시행할
정도로 검사 방법이 간편해졌고 정확도 또한 매우 높다.

채취해 검사하더라도 간혹 조직검사를 한 부위에는 암이 없고 바로 옆에 암이 있는 경우도 있다. 따라서 실제로 암이 있는데도 검사 결과에는 암세포가 발견되지 않을 가능성이 있다. 이럴 경우에는 의사와 상담하여 PSA 검사를 주기적으로 하면서 조직검사의 재시행 여부를 결정한다. 특히 PSA 수치가 높게 나왔거나 직장수지검사 시 이상 소견이 발견되었는데 조직검사에서 암세포가 발견되지 않은 경우라면 1년마다 꼭 검진을 해야 한다.

● 조직검사 시 유의사항

조직검사를 하기 전에 식사에는 제한이 없다. 병원을 가기 전에 아침이나 점심을 먹고 주스나 커피, 물 등의 음료를 많이 마실 것을 권장한다. 또한 검사 당일 아침 관장제를 복용하고 검사 시 감염을 최소화하기 위해 항생제를 복용한다. 항생제는 검사 전날, 검사 당일, 검사 후 이틀까지 먹어야 한다. 따로 복용하는 약이 있다면 계속 복용해도 되지만 아스피린이나 혈전용해제는 약제를 처방하는 과와 상의하여 중단 여부를 최종 결정한다.

조직검사를 마친 뒤에는 소변에서 약간의 피가 비칠 수 있다. 핏덩어리가 나오거나 대변에서 피가 섞여 나올 수도 있는데, 일반적으로 생길 수 있는 현상이므로 놀랄 필요가 없다. 출혈은 당일 멈추거나 길게는 7일 정도 지속될 수 있다. 검사 후에는 하루 종일 물이나 음료수를 많이 마셔 소변을 희석시키고 방광에 핏덩어리가 생기지

TIP 이럴 땐 의사에게

1 조직검사를 마친 뒤 열이 나거나 오한이 날 때
2 방광에 소변이 가득 찼다고 느끼지만 소변을 보지 못할 때
3 직장출혈이 2~3일 연속적으로 있을 때
4 혈뇨가 5일 이상 지속될 때

않도록 한다. 검사 후 24시간 동안은 반드시 금주해야 하며 검사 후 5일 동안은 심한 운동을 삼가야 한다.

전립선 조직검사는 진통제 및 항생제 주입 후 짧은 시간 안에 간단히 이루어지는 비교적 안전한 시술이다. 하지만 대부분의 환자에게서 부작용이 일어날 가능성은 적게나마 존재한다는 점을 잊지 말아야 한다.

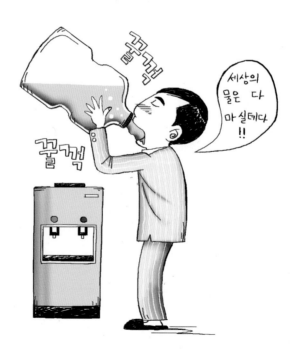

전립선암 진단을 한 번에 확실하게 하려면?

직장수지검사와 PSA 검사를 통해 이상이 발견되면 의사는 전립선암 존재 여부를 확인하기 위해 전립선 조직검사를 시행한다. 조직검사는 항문에 전립선 초음파를 삽입하여 무작위로 10~12번 정도 생검을 실시한다. 일반적으로 전립선암은 전립선 내 말초대에 80~90%가 위치하고 있어, 조직검사는 말초대를 10~12구역으로 나눠서 생검을 시행한다. 하지만 암의 10~20%는 전립선 내 중심대 및 이행대에 위치하고 있다. 이런 이유로 PSA 상승으로 전립선암이 의심되어 전립선 조직검사를 받았으나, 암이 진단되지 않아 재차 조직검사를 통해 최종 전립선암을 진단받은 환자가 20~25% 정도다. 이들의 경우 중심대 및 이행대뿐만 아니라 전립선 꼭대기 영역에서도 암이 진단된다고 밝혀져 있다.

환자의 입장에서는 비록 국소 마취를 하고 조직검사를 받더라도 극심한 통증을 느낀다면 조직검사에 대한 부담감이 높아진다. 더욱이 불가피하게 여러 차례 전립선 조직검사를 받아야 하는 상황이라면 환자는 더욱 불편함을 느낄 것이다. 그래서 최근 미국 국립통합암네트워크에서는 PSA 수치가 높다는 사실만으로 조직검사를 결정하기보다는 자기공명영상MRI 등의 검사를 통해 좀 더 명확하게 조직검사 시행 여부를 결정하도록 권고하고 있다.

● 전립선 MRI

전립선 MRI는 원래 전립선암 환자에게서 암이 전립선 경계를 벗어나 있는지 확인하기 위해 사용되었다. 전립선 절제술을 받은 환자들의 MRI 영상에서 관찰된 병변과 실제 적출한 전립선 내의 암 위치를 비교해보니 잘 맞아떨어졌고, 특히 악성도가 높은 암이 MRI에서 잘 관찰되었다. 이 같은 연구 결과를 바탕으로, 전립선 조직검사를 받을 예정인 환자에게 MRI 촬영을 먼저 하기 시작했다. 그리고 MRI에서 암이 의심되는 병변을 가진 환자들을 대상으로 해당 부위에 대한 조준생검을 시행했을 때 상대적으로 높은 전립선암 진단율을 보였다. 실제로 암이 진단된 경우에는 악성도가 높은 암으로 판명된다는 것을 확인하였다. 그러나 MRI에서 암으로 의심되는 부위가 없더라도 그것이 전립선암이 없다고 단정할 수는 없다. 악성도가 높지 않은 암이 있을 수 있기 때문이다. 결국 전립선 조직검사 전 MRI 촬영의 의의는 ① 암이 의심이 되는 부위가 관찰될 경우 조직검사를 통해 명확하게 판정을 받아야 하고, ② 암이 의심되는 부위가 없는 경우는 추가적인 PSA 추이를 통해 전립선 조직검사 여부를 최종 결정해야 한다는 것이다.

● MRI-초음파 융합 전립선 조직검사 시스템

MRI에서 암이 의심되는 부위를 확인하였더라도, 이 부위를 정확하게 조준생검을 하기 위해서는 또 다른 정밀 기술과 의사의 노하우가 필요하다. 조준생검의 고전적인 방법은 MRI 영상에서 확인한 병변의 위치를, 의사의 경험과 인지를 바탕으로 초음파를 통해 실제 위치를 파악하고, 그 부위를 생검하는 방식(MRI 인지 조준생검)이다. 최근에 각광받는 방식은 MRI의 영상과 초음파 영상을 1:1로 융합해 병변의 위치를 정확하게 표시해주는 컴퓨터 시스템을 통해 생검하는 방식(MRI-초음파 융합 전립선 조직검사)이다.

MRI 인지 조준생검은 전적으로 시술자의 인지 능력과 경험에 의존하는 경향이 크다. 전립선이라는 공간에서 암으로 의심되는 부위의 위치를 경험에 의거해 파악한 후 초음파로 생검하기 때문이다. 하지만 시술자의 머릿속에 그려진 공간 좌표로 추정할 수밖에 없으므로, 병변이 작을 경우 정확하게 생검되지 않을 수 있다.

이를 극복하기 위해 MRI에서 관찰된 병변을 그대로 조준검사 시 초음파에 표시해주는 융합 시스템(MRI-초음파 융합 전립선 조직검사 시스템) 등이 개발되었고, 세계 여러 대표 기관들에서 활용되고 있다. 더욱이 해당되는 병변에 대한 조준생검의 정확도도 높다고 발표되었다. 이에 따라 미국 국립통합암네트워크에서는 MRI에서 관찰된 병변을 정확하게 조준생검하려면 MRI-초음파 융합 시스템으로 시술해야 진단의 정확도를 높일 수 있다고 보고하고 있다.

● 강남세브란스 비뇨의학과의 MRI를 통한 전립선 조직검사

강남세브란스병원은 2007년부터 2016년까지 전립선암이 의심되는 환자에게 선택적으로 조직검사 전 MRI를 촬영했다. 통상적으로 PSA 10 미만의 환자에게서 30~35%의 암 진단율을 보인다고 보고되고 있으나, 본원의 84명의 환자들에게서 50%의 높은 암 진단율을 보여주었다. 이는 조직검사가 반드시 필요한 환자를 정확하게 선별하는 데 MRI가 효용성이 있음을 한국인을 대상으로 검증한 것이라 할 수 있다. 이 같은 연구 결과 및 강남세브란스 의료진의 노하우를 바탕으로, 2017년부터 본격적으로 전립선 조직검사 여부를 결정하기 위한 screening MRI를 적극 도입하였고, 동시에 MRI에서 관찰된 부위를 정확하게 진단할 수 있도록 MRI-초음파 융합 전립선 조직검사 시스템을 도입했다.

● '아시아 최초 · 국내 최초 · 국내 최다'의 강남세브란스 MRI-초음파 융합 전립선 조직검사

강남세브란스병원에서는 국내 최초로 MRI-초음파 융합 전립선 조직검사 시스템을 도입하였고, 국내 최다 시행 중에 있다. 특히 본원에서 진행하는 경직장 전립선 조직검사 방식은 전신 마취가 필요 없이 국소 마취만으로 진행되는 고난도 시술이며, 아시아 최초로 시행 중에 있다.

본원에서 MRI-초음파 융합 전립선 조직검사 시스템을 도입한 후 2년간 약 240명의 환자들이 이를 통해 정확한 전립선암 조직검사를 받았다. MRI에서 암이 의심된 병변을 가진 환자 중 65.4%가

	도입 전	도입 후
PSA 10 미만	50.0%	60.5%
PSA 10 이상	53.6%	79.4%
Total	51.2%	65.4%

	도입 전	도입 후
PI-RADS 3	7.7%	30.2%
PI-RADS 4	30.2%	57.7%
PI-RADS 5	69.2%	89.4%
Total	38.9%	55.0%

암으로 진단되었으며, 특히 PSA 10 미만의 환자의 경우 암 진단율은 60.5%였다. 이는 기존의 진단율에 비해 2배나 높은 수치다.

MRI에서 관찰되는 암이 의심되는 병변을 유럽 및 미국의 영상의학과 전문가들이 PI-RADSProstate Imaging Reporting and Data System scoring system을 통해 병변의 암 의심 정도를 3~5의 숫자로 표기하였다. PI-RADS 3의 경우 20~30%, PI-RADS 4의 경우 50~60%, PI-RADS 5의 경우 80~90%에서 해당 병변이 암으로 진단된다. 본원의 결과 역시 세계 일류 병원들의 실적과 비견할 수 있다. 이는 정확한 MRI의 판독, 고난도 조직검사 기술, 정확한 병리 결과 등이 뒷받침되어야 이룰 수 있는 것이다.

전립선암의 병기 진단법

다른 장기로 전이된 말기 전립선암이라도 치료를 잘 받은 경우 예후가 좋다. 전립선암은 남성호르몬에 의존해 서서히 증식하므로, 말기 암의 경우에도 호르몬 치료에 잘 반응한다. 일단 암이 진행되면 대부분 뼈로 전이되고 림프절, 간에도 많이 전이된다.

전립선암은 어떤 순서로 진행될까?

전립선암은 처음에는 전립선 내부에서만 자란다. 대부분 전립선암은 말초대에서, 그리고 나머지는 이행대와 중심대에서 생겨난다. 이후 암은 전립선과 주위 조직과의 경계인 전립선막까지 침범할 정도로 자란다. 일단 전립선막을 따라 암이 퍼지기 시작하면 정낭을 넘어 방광, 요도, 골반벽까지 이르게 되며 더 심하게 진행되면 직장을 침범하기도 한다.

전립선암이 성장하려면 생물학적으로 성장인자나 지지구조 등과 같은 특정한 환경이 조성되어야 한다. 하지만 일단 암세포가 전립선의 경계를 벗어났다는 것은 다른 곳으로의 전이 가능성도 충분하다고 볼 수 있다. 그렇기 때문에 다른 부위에 암세포가 존재하는지 여부는 매우 중요하다. 흔히 말하는 원격전이는 암이 혈관이나 림프계를 통해 림프절, 뼈(척추, 골반뼈, 늑골), 폐까지 전이되었음을 의미한다.

전립선암은 전립선에서 정낭으로, 그 후 림프절로 이렇게 항상 순서대로 퍼지는 것은 아니다. 간혹 악성도가 높은 전립선암의 경우에는 암이 아직 전립선에 국한되어 있다고 할지라도 소량의 세포가 혈관과 림프계를 침범할 수 있다. 만약 그 암세포가 암조직을 빠져나가 다른 곳에서 스스로 살아나갈 수 있는 능력을 갖추게 되면 다른 먼 곳으로 암이 퍼지게 된다. 암이 전립선 안에 국한되어 있고 전립선을 벗어난 세포가 없을지라도 원격전이는 일어날 수 있다.

● 암세포의 신경주위 침범

암은 성장하면서 정상 조직을 밀어 주변으로 퍼지기 쉽도록 주위에 빈 공간을 확보하려 한다. 배뇨와 성 기능을 담당하는 전립선 주위 신경은 대부분 전립선피막 주변의 빈 공간에 위치하기 때문에 전립선암이 침범하기 매우 쉽다. 신경 주변 공간에서 전립선암이 발견되는 경우를 신경주위 침범이라고 한다. 신경주위 침범이 있을 때는

> **TIP** 전립선피막
> 전립선을 싸고 있는 막으로 전립선과 주위 조직 간의 경계를 만들어주는 일차적인 버팀목이다.

암이 전립선막을 공격한 경우가 많다. 그렇다고 해도 암이 완치되는데 있어 큰 영향을 미치지는 않는다.

◉ 뼈로 전이되는 전립선암

전립선암은 뼈로 전이되는 경우가 많다. 골수에서는 피를 만드는데 전립선암이 뼈로 전이되면 피가 생성되지 못해 빈혈이 생긴다. 특히 골반뼈와 척추뼈로 잘 전이되는데 척추로 전이되면 허리가 심하게 아플 수 있기 때문에 허리가 아파 정형외과 치

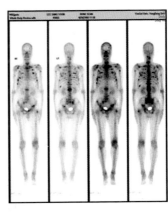

전신 뼈 스캔

료를 받던 중 전립선암으로 진단받는 경우도 있다. 또 전립선암이 골반 림프절로 전이되면 하지의 림프절이 순환되지 않아 다리가 붓기도 한다.

전립선암의 뼈 전이 여부를 판단하기 위해서는 전신 뼈 스캔을 시행한다. 전신 뼈 스캔은 방사성동위원소를 주사한 후 전신 촬영을 하는 것이다. 암이 전이된 이상 부위는 방사성동위원소가 더 많이 흡수되어 정상 부위보다 더 진하게 나온다.

◉ 예외적인 전립선암의 형태들

대부분의 전립선암은 전립선액의 분비를 맡고 있는 분비샘에 암

이 생기는 선암이다. 하지만 예외가 있는데 그중 하나가 전립선에 있는 신경내분비 세포에 생기는 소세포암이다. 이는 폐에 생기는 소세포암과 매우 비슷하다. 소세포암은 성장이 매우 빠르고 치료하기도 어렵다. 이 경우 주된 치료 방법은 항암화학 치료이다.

소세포암은 대부분 초기에 진단하기 어렵다. 처음에는 일반적인 전립선암 즉, 선암으로 진단되어 수술이나 방사선 치료 또는 항암화학 치료를 시행한다. 그럼에도 불구하고 조절이 잘 되지 않아 이후에 소세포암으로 진단되는 일이 많다. 소세포암은 암이 골반에서 재발하거나 간 등의 장기로 전이되는 특징이 있다. 또한 소세포암은 PSA를 생성하지 않기 때문에 전립선암 환자 중에서 암세포가 크고 국소적이면서 PSA가 낮다면 반드시 소세포암을 의심해봐야 한다.

또 다른 형태의 암으로는 전립선과 전립선 요도에 생기는 이행세포암이 있다. 이는 방광암을 가진 남성에서 발견되는 암과 동일하기 때문에 만일 이행세포암으로 진단을 받으면 반드시 방광암에 대해서도 검사를 해봐야 한다. 전립선에 생긴 이행세포암은 전립선과 방광을 모두 제거하는 치료를 시행하기도 한다. 육종이라는 매우 드문 형태의 암도 있다. 이 암은 전립선의 평활근과 결합조직에서부터 발생하며 진단 시에는 이미 매우 크게 성장한 상태다. 치료법은 일반 암과 마찬가지로 암의 진행 정도에 따라 달라진다.

병기 결정이 왜 중요할까?

일단 전립선암으로 진단되면 암이 얼마나 진행되었는지, 또 어떤 치료를 해야 하는지 결정하는 일이 남았다. 글리슨 점수를 통해 암의 성격을 파악하고 암이 얼마나 진행되었는지 그 범위를 알아내야 하는데, 이 단계를 암의 임상병기 결정이라고 한다.

◉ 전립선암의 진행 단계

전립선암으로 진단된 다음에는 적절한 치료 방법과 예후를 알기 위해 전립선암이 어느 정도 진행되었는지를 나타내는 병기를 알아야 한다. 병기로는 TNM 병기가 가장 많이 사용되는데 여기서 T는 암이 침범한 범위를, N은 림프절로의 전이 여부를, M은 원격전이 여부를 나타낸다.

◉ 병기 결정을 위한 추가 검사들

전립선암으로 진단되었다면 암이 전립선에만 국한되어 있는지, 국소적으로 암이 퍼졌지만 원격전이는 되지 않았는지, 또는 암이 늦게 발견되어 림프절이나 뼈로 전이되지는 않았는지를 알아내야 한다. 이러한 모든 정보를 이용해서 적절한 치료법을 찾을 수 있기 때문이다.

TNM 병기			
원발병소(T)	원발종양이 검사되지 않은 경우		TX
	원발종양의 증거가 없는 경우		T0
	촉지되지 않고 영상조영에서 보이지 않는 종양		T1
	촉지되지 않고 영상조영에서 보이지 않는 종양	절제된 조직의 5% 이하로 우연히 발견된 종양	T1a
		절제된 조직의 5% 이상으로 우연히 발견된 종양	T1b
		침생검에서 발견된 암(PSA 상승)	T1c
	전립선 안에 국한된 촉지되는 종양		T2
	전립선 안에 국한된 촉지되는 종양	한쪽 전립선엽의 1/2 이하를 차지하는 종양	T2a
		한쪽 전립선엽의 1/2 이상을 차지하는 종양	T2b
		양쪽 전립선엽을 차지하는 종양	T2c
	전립선 피막을 넘은 종양		T3
	전립선 피막을 넘은 종양	피막 밖으로 침윤한 경우	T3a
		정낭을 침윤한 종양	T3b
	고정되어 있거나 정낭 이외의 주위 조직을 침윤한 경우(방광경부, 외요도 괄약근, 직장, 항문거근, 골반 측벽)		T4
림프절(N)	림프절 전이 유무가 검사되지 않은 경우		NX
	림프절 전이가 없는 경우		N0
	국소림프절 전이가 있는 경우		N1
전리(M)	전이가 없는 경우		M0
	원격전이가 있는 경우		M1
	원격전이가 있는 경우	원격 림프절 전이가 있는 경우	M1a
		뼈 전이가 있는 경우	M1b
		타 장기 전이가 있는 경우	M1c

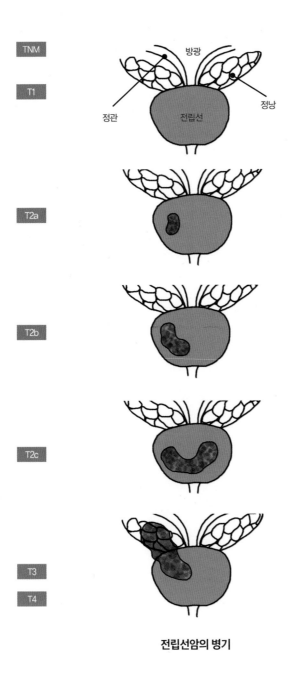

전립선암의 병기

위에서 언급한 TNM 병기를 확정하기 위해서는 복부 컴퓨터단층촬영CT이나 MRI가 필수적이다. 이는 전립선암의 크기를 측정하고 주위 조직으로 암이 침범한 정도와 골반강과 복부 림프절 전이 여부 등을 알기 위해서다. 또한 뼈 전이를 확인하기 위해 반드시 전신 뼈 주사 촬영을 시행한다.

◉ 치료의 중요한 단서, 림프절

암의 병기 결정에서 가장 확실한 방법은 수술 중 절제된 조직에 대한 병리를 판독하는 것이다. 골반 림프절로의 전이 여부를 알 수 있는 가장 좋은 방법 역시 수술로 림프절을 제거하여 직접 조직을 보고 판단하는 것이다. 전립선암은 림프절에 전이되어도 좀처럼 커지지 않기 때문에 림프절로의 전이 여부를 꼭 알아야 한다면 수술적 제거가 필요하다.

◉ 림프절 절제술은 언제 하나요?

림프절 절제술은 치료 방향 결정에 큰 영향을 미치는 경우에만 시행한다. 특히 임상적으로는 국소성 암(T2a 또는 T2b)에 해당되지만 글리슨 점수가 8 이상일 때 많은 도움이 된다. 만약 글리슨 점수가 8 이상인 환자에게 림프절 전이가 일어났다면 5년 내에 전이암으로 진행할 확률이 85%나 된다. 반대로 림프절 전이가 없다면 5년 안에 완치될 확률이 상당히 높다. 이런 경우 림프절에 대한 정보는 매우 중요하다.

하지만 글리슨 점수가 7 이하인 경우에는 림프절에 대한 정보가 그리 중요치 않다. 왜냐하면 글리슨 점수가 7이고, 림프절 전이가 있는 경우라도 5년 안에 전이가 일어날 확률은 단지 15%에 불과하기 때문이다.

한마디로 병기 결정을 위한 림프절 절제술은 수술적 치료가 가능한 환자들 중 글리슨 점수가 8 이상이거나 PSA 수치가 20ng/ml 이상일 때 림프절 전이가 의심되는 경우에만 시행하는 게 좋다.

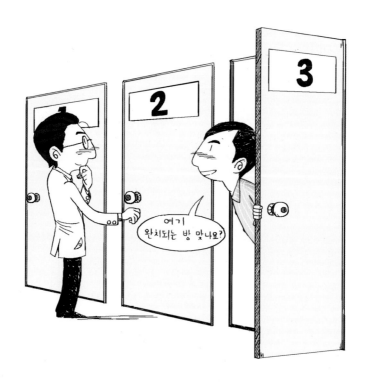

03

전립선암, 완치될 수 있다

우리의 머릿속에는 '암=사형선고'라는 인식이 단단히 박혀 있다. "암으로 판정됐다"는 의사의 한마디는 저승사자의 명부에 적힌 이름을 확인하는 것과도 같다. 하지만 전립선암은 다른 암보다 진행 속도가 느린 '게으른 암'이라 조기 발견만 된다면, 완치 가능성이 높아진다. 하지만 자칫 발견 시기를 놓쳤을 때는 돌이킬 수 없는 결과를 초래한다. 전립선암을 마냥 두려워할 필요는 없지만, 가볍게만 볼 수도 없는 이유다.

전립선암을 정복하는 방법

최근에는 PSA 수치와 직장수지검사를 통한 전립선암의 조기 발견이 가능해 완치 환자들이 늘고 있다. 그중에서도 암 덩어리가 전립선 안에만 있는 국소 전립선암은 전립선, 정낭 등을 통째로 절제하는 수술을 통해 완치가 가능하다. 요즘에는 수술법의 발달로 합병증이 많이 감소되어 70세 이상이라도 전립선암에서 벗어날 수 있다.

전립선암의 치료법을 선택하는 기준은?

과거에 전립선암으로 진단받은 환자들의 대부분은 이미 암세포가 전립선을 벗어났거나 다른 장기로 전이되어 있는 경우가 많았다. 하지만 최근에는 선별검사를 통한 전립선암의 조기 발견이 가능해 암세포가 전립선 내에만 발생한 국소 전립선암으로 진단되는 사례들이 늘고 있다. 이와 같은 초기 전립선암 환자들은 종양의 병기와 암세포의 분화도, 환자의 연령과 가족 상태를 고려해 치료 방법을 선택할 수 있다.

● 전립선암 치료의 선택 사항들

전립선암에 걸린 환자들은 좌절하고 불안해하는 대신, 전립선암에 대해 충분히 알고 최선의 치료 방법을 선택하는 데 힘을 쏟아야한다. 암의 임상병기가 무엇인지, PSA 수치는 무슨 뜻인지, 글리슨점수란 무엇인지 등 암과 관련된 모든 중요한 사항들을 알고 자신의 현재 상태를 인식하는 것이 치료에 많은 도움을 준다. 여러 의사들과 만나 조언을 들어보고, 전립선암을 앓고 있는 환자들과 대화를 시도해보는 게 좋다.

전립선암 치료의 선택 사항들이라는 표를 보면 치료에 대한 결정을 내리는 데 많은 도움을 받을 수 있다. 이 표는 무엇보다 병기에따른 선택 사항들을 제시함으로써 치료 방법을 숙고할 수 있게 한

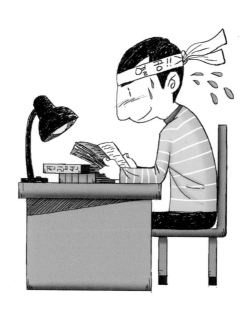

임상적인 암의 진행 정도	병기	선택 사항들
국소성 암	T1, T2	근치적 전립선 절제술
		방사선 치료
		기대요법
국소적으로 진행되어 전립선을 벗어난 경우	T3, T4	방사선 치료와 호르몬 치료의 병행요법
림프절이나 뼈로의 전이가 있는 경우	N+, M+	호르몬 치료
		새로운 약물 및 항암화학 치료
		통증 조절을 위한 초점 방사선 치료

전립선암 치료의 선택 사항들

다. 가령, PSA 수치가 10~20ng/ml이고 한쪽 전립선엽 전체를 차지하고 있으며(병기 T2b) 글리슨 점수가 7인 환자가 있다고 치자. 여기서는 환자의 나이가 중요한 변수로 작용한다.

이 환자가 50대 초반의 남성이라면 비록 완치 가능성이 낮더라도 가능성이 전혀 없는 것은 아니다. 물론 아무것도 하지 않고 내버려둔다면 이 환자는 결국 전립선암으로 사망할 것이다. 반면 50대의 환자는 수술 부작용으로 고생할 확률이 적기 때문에 수술과 방사선 치료 모두 적절한 선택이 될 수 있고 이를 통해 완치도 기대해볼 수 있다.

하지만 이 환자가 70대라면 선택은 달라진다. 이 경우 전립선암으로 사망에 이를 만큼 오래 살 가능성이 낮은데 굳이 완치의 가능성이 희박한 치료를 해야 하는지 재고해봐야 한다. 70대 남성이라면 수술에 따른 부작용이 생길 가능성이 더 높다. 따라서 이런 환자의 경우에는 수술보다는 방사선 혹은 호르몬 치료가 더 나은 방법이 될 수 있다.

◉ 수술적 치료가 적합한 경우

모든 수술이 그러하듯 환자가 수술로 인해 많은 이득을 얻을 수 있다면 적극적인 치료를 해야 한다. 완치가 가능하고 수술로 인해 합병증이 생길 가능성이 낮은 경우, 그리고 완치가 필요할 정도로 남은 수명이 긴 환자라면 근치적 전립선 절제술을 하는 게 좋다. 완치가 가능한 환자는 암이 전립선에 국한되었거나 전립선막의 침범이 의심된다 할지라도 암의 분화도가 비교적 좋은 경우에는 암을 완전히 제거해야 한다.

따라서 수술에 가장 적합한 환자는 완치 가능한 암을 가지고 있으며 건강한 신체를 가진 40대, 50대, 60대 환자들이다. 경우에 따라 70대라고 할지라도 건강 상태가 매우 좋다면 수술이 가능하다.

◉ 수술적 치료와 나이

나이가 많은 환자의 경우에는 젊은 환자에 비해서 수술과 관련된 부작용이 발생할 가능성이 높다. 나이가 들면 모든 근육이 약해지므로 수술 후 요실금이 생길 확률이 더욱 커진다. 또한 많은 환자들이 이미 전립선비대증으로 요로가 좁아진 상태이기 때문에 배뇨 과정 중 방광이 압력을 받아 방광벽이 두꺼워진다. 이런 남성들은 거의 사용하지 않아 약해진 한 개의 괄약근으로 두꺼워진 방광을 조절해야 하기 때문에 적응하는 데도 문제가 생길 수 있다.

또 다른 부작용은 발기부전이다. 나이가 들면 근육이 약화되는 것과 더불어 신경도 소실되는데 60세가 되면 40%의 신경이 소실된다. 근치적 전립선 절제술을 시행할 때에도 종종 신경 손상이 따른다. 이때 다친 신경의 일부는 영구적으로, 일부는 일시적으로 손상을 받는다. 따라서 고령으로 신경이 이미 소실된 데다가 수술 중에 남은 일부까지 손상을 받는다면 발기에 필요한 신경은 충분치 않을 것이다. 한 번 손상된 신경은 노화로 인해 잘 회복되지 않기 때문에 발기력이 다시 좋아질 가능성은 낮다.

◉ 수술적 치료가 필요치 않은 경우

암이 전립선을 크게 벗어난 환자의 경우 수술은 별 도움이 되지 않는다. 나이가 너무 많은 환자의 경우도 마찬가지다. 일단 전립선암이 전립선막을 넘어서 정낭과 골반 림프절 혹은 뼈까지 전이되었다면 완치는 거의 불가능하다. 이런 경우에 치료 방법은 암을 국소적으로 조절하는 것이다. 이때는 방사선이나 호르몬 치료 또는 이 두 가지 방법을 동시에 적용하는 것이 도움이 된다.

말기암 치료의 목적은 현재 실험 단계에 있는 새로운 치료 방법들이 상용화되리라는 기대를 가지고 가능한 모든 방법을 동원하여 암과 싸우면서 시간을 버는 것이다. 그동안의 말기 전립선암 치료는 호르몬 치료와 항암화학 치료, 통증이 있는 전이 부위에 방사선 치료 등이 전부였으나 최근에는 새로운 치료법들이 임상실험 중에 있다.

● 대기요법과 능동적감시의 차이점

국소 전립선암 환자들 중 암의 악성도가 현저히 낮고 영상검사에서도 암이 확인되지 않는 경우 혹은 전립선비대증을 수술하는 동안 암이 우연히 발견된 경우에는 수술 혹은 방사선 치료, 호르몬 치료 등을 곧바로 시행하지 않고 3~6개월 단위로 검진 후 능동적감시를 하면서 적극적인 치료가 필요한지 살펴보기도 한다.

환자의 상태를 지속적이고 적극적으로 관찰하면서 추후에 필요한 경우, 수술 또는 방사선 치료와 호르몬 치료, 냉동 치료 등을 선택할 수 있다. 이러한 치료 방법을 선택할 때에는 성 기능과 요실금 등의 부작용이 환자의 삶의 질에 어떤 영향을 미치는지가 중요한 판단 기준이 된다.

전립선암은 일반적으로 다른 암에 비해 진행속도가 느린 편이다. 그렇기 때문에 별다른 치료를 하지 않고 3~6개월 단위로 검진 후 적극적인 치료가 필요한지 살펴보는 능동적감시active surveillance를 시행할 수 있다. 이처럼 능동적감시를 시행하는 경우는 암에 대한 어떠한 치료도 하지 않기 때문에 단기적으로는 아주 좋은 삶의 질을 유지할 수 있다. 능동적감시는 암이 성장하는 것이 확실해질 때까지만 조심스럽게 추적관찰하고 적절한 치료를 미룬다. 암이 활동을 시작하는 조짐이 보일 때 비로소 행동을 취하는 것이다.

최근 국소적 전립선암의 20년 이상 장기 추적관찰 연구에서 수술이 능동적감시에 비해 사망률을 현저히 낮추지는 않고 요실금 및 발기 능력 저하 등의 부작용의 빈도를 높인다고 보고되었다. 그렇지만 적극적인 치료 즉, 수술 또는 방사선이 능동적감시에 비해 질병의 진행이나 전이 등이 낮다고 보고되어 때로 완치가 가능한 환자들의 치료 시기를 놓칠 수 있다는 단점이 있다. 따라서 미세한 예후 변화를 잡아내는 것은 숙련된 의료진의 몫이다. 유럽에서 발표된 연구에 따르면 능동적감시 환자의 30%는 2년 안에 수술을 받는 것으로 나타났다. 이유는 PSA 수치 증가(48%)가 가장 많았다. 다음으로 악성도가 올랐거나(27%) 환자가 원해서(10%) 등이다. 환자가 원하는 경우는 불안 때문이다. 능동적감시 대상이 되면 혈액검사(3~6개월 간격), MRI와 조직검사(1~3년 간격) 등을 통해 병의 진행 여부를 효과적으로 감시해야 한다. 무엇보다 환자와 의사의 신뢰가 중요하다.

보통 기대여명이 짧은 환자인 경우, 예를 들어 이미 노환이 상당히 진행되었거나 다른 악성도가 높은 암이 발생한 경우, 전립선암의 악성도가 낮고, 국소 전립선암일 때는 능동적감시가 아닌 대기요법을 시행할 수 있다. 능동적감시의 경우는 3~6개월 단위로 집중적으로 추적하면서 전립선 조직검사를 반복 시행하기도 하지만 대기요법의 경우는 이처럼 적극적으로 경과 변화를 관찰하지 않는다. 지금까지 알려진 연구에 의하면 이런 환자들의 경우는 전립선암보다는 다른 이유로 사망하는 사례가 훨씬 더 많기 때문이다. 하지만 만일 분화도가 높은 환자라면 병이 빠르게 진행될 가능성도 그만큼 높기 때문에 대기요법보다는 수술과 같은 좀 더 적극적인 치료를 해야 한다.

특히 국소성 전립선암을 가진 젊은 환자에게 대기요법은 바람직한 선택이 아니다. 왜냐하면 적당한 시기에 조치를 취하지 않으면 암에 의해 사망할 것이기 때문이다. 치료 가능한 전립선암인데도 불구하고 치료를 받지 않은 채 오랜 세월 동안 불안해하면서 살 이유가 없다. 지금은 암세포가 전립선에 국한되어 있다고 하더라도 언제 악화될지는 아무도 알 수 없다. PSA 수치나 그 외 전립선 척도로 사용하는 검사로도 병의 진행 여부는 정확히 알아낼 수 없다. 실제로 전립선암이 성장하고 있는 환자들 중 25%에서는 PSA 수치에 별다른 변화가 없기 때문이다.

◉ 대기요법은 누구에게 적합할까?

엄밀히 말하면 대기요법과 능동적감시는 그 의미가 조금 다르다. 대기요법은 환자의 건강 상태가 너무 나빠 치료의 고통을 견디기 어렵거나, 기대 수명이 얼마 남지 않은 환자 즉, 완치될 필요가 없는 환자들에게 적합하다. 이들은 전립선암으로 죽기보다는 오히려 노환이나 다른 질병으로 사망할 수 있다. 만일 이후 암이 진행되어 증상이 나타난다고 하더라도 호르몬 치료 등의 대증요법이 가능하다. 또는 수술이나 방사선 치료로 인한 부작용을 겪고 싶지 않은 사람들도 대기요법을 택한다.

◉ 방사선 치료를 해야 할 때

우리나라에서 방사선 치료는 보통 수술적 치료 즉, 근치적 전립선 절제술을 하지 못할 때 시행하는 경우가 많다. 특히 70세가 넘는 고령에다 수술을 할 수 있을 만큼 건강 상태가 좋지 못한 경우 또는 암이 전립선을 벗어나 수술로 제거할 수 없는 경우에 방사선 치료를 택해왔다. 그러나 최근에는 방사선 치료의 효과가 좋으며 기대여명도 늘어난다는 연구 결과 및 10년 장기 추적관찰 연구에서 국소적 전립선암 환자가 수술, 방사선 치료, 능동적감시를 시행한 후 사망률에 의미 있는 차이가 나타나지 않았다는 연구 결과 등이 보고되었다. 그로 인해 젊고 건강한 경우에도 방사선 치료를 선택하는 환자가 늘어나고 있다.

◉ 수술적 치료와 방사선 치료의 병합요법

국소성 암처럼 보일지라도 전립선 밖으로 암이 퍼져 있을 가능성이 있다. 이런 경우에는 수술과 방사선, 두 가지 치료를 동시에 진행하는 병합요법이 도움이 된다. 그러나 암이 전립선 밖으로 벗어나 수술로 완치가 안 된다면 전립선을 제거한다고 해서 문제가 해결되지는 않는다. 여기서 주의할 것은 두 가지 치료법을 병용할 경우 각각의 부작용도 모두 겪게 될 수 있다는 점이다.

◉ 호르몬 치료를 하는 경우

호르몬 치료 역시 수술이 불가능한 연령대의 전립선암 환자들에게 있어서 최선의 선택으로 여겨진다. 하지만 호르몬 치료는 치료가 시행되는 동안에만 효과가 있다. 치료를 중단하면 그 즉시 암세포는 다시 자라나기 시작한다. 또 일정 기간 이상 호르몬 치료를 시행하게 되면 암세포들이 더 이상 호르몬 치료에 반응하지 않는 경우도 생긴다. 이를 거세저항성 전립선암이라고 하며, 이에 대해서는 다음 장에서 다룰 것이다.

간혹 전립선암 수술을 시행하기 전에 전립선의 크기를 줄이기 위해 호르몬 치료를 권하는 곳도 있으나 이러한 방법으로는 암을 완치하거나 암의 상태를 호전시킬 수가 없다. 호르몬 치료는 진공청소기가 아니기 때문에 이미 전립선을 벗어난 암세포를 다시 전립선으로 빨아들일 수 없다. 호르몬 치료를 받더라도 PSA 수치가 상승할 수 있기 때문에 근치적 전립선 절제술을 시행하기 이전에 호르몬 치료를 할 필요가 없다는 많은 연구가 보고된 바 있다.

전립선암의
수술적 치료 방법

근치적 전립선 절제술이라 불리는 수술적 치료 방법으로는 개복 수술, 로봇 수술, 복강경 및 회음부 전립선 절제술이 있다. 최근에는 부작용이 적고 회복이 빠른 로봇 수술을 많이 시행하는 추세다.

근치적 전립선 절제술이란?

근치(根治)란, 말 그대로 '뿌리부터 다스린다', 즉 완전히 고친다는 뜻이다. 근치적 전립선 절제술은 전립선암을 깨끗하게 없애기 위해 전립선과 정낭을 통째로 들어내고 방광의 입구와 요도를 연결하여 소변 기능을 회복시키고 성 기능을 최대한 살리는 수술적 치료 방법을 말한다.

전립선암은 동시에 여러 군데서 암세포가 자라나는 만만치 않은 질환이다. 암세포가 있는 전립선 내에는 평균 7군데에서 암 조직이 자라나고 있다. 한 조직에서 암을 유발한 인자들이 조금 떨어진 곳에서도 똑같이 암세포를 발생시키는 것이다. 따라서 이들 중 몇 군데만 제거해서는 완치가 불가능하다. 만약 암이 전립선 내에만 국한되어 있다면 근치적 전립선 절제술로 전체 전립선을 제거한다.

최근에는 암세포가 전립선 내에 국한되거나 심지어 전립선막을 침범했더라도 대부분 완치가 가능하다. 게다가 경험이 많은 의사가 집도할 경우에는 대부분 발기력이 보존되며 심한 요실금은 거의 발생하지 않게 치료가 가능하다.

하지만 모든 환자가 근치적 전립선 절제술을 받을 필요는 없다. 이 수술은 전립선암에 걸리지 않았더라면 아주 건강하게 10년 이상 살 수 있는, 젊고 치유가 가능한 상태에 있는 환자에게만 시행한다.

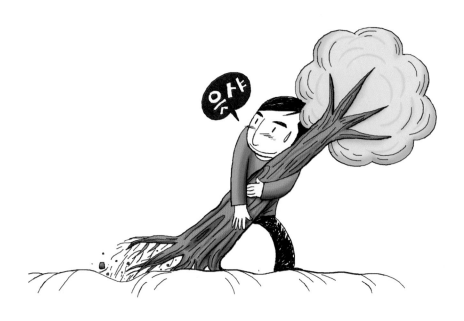

근치적 전립선 절제술은 나이가 너무 많거나 건강상 문제가 있는 사람들이 받기에는 부적절한 치료 방법이다.

기술이 발달함에 따라 수술로 인한 과다출혈도 많이 줄었으며 최근에는 로봇 수술이 시행되면서 수혈을 받거나 수술 후 통증으로 고생하는 일도 거의 없어졌다. 한편 경험이 많은 의사에게 수술을 받으면 로봇 수술이 아닐지라도 어느 정도 발기력이 유지되고, 소수 심한 요실금으로 고생하는 경우를 제외하고는 요 자제력을 보존할 수 있다. 오랜 시간 연구를 거듭한 끝에 요실금을 방지할 수 있을 만큼 수술 기술도 향상되었으며, 최근에는 전립선 주위에 산재되어 있는 신경다발들을 한쪽 또는 양쪽 모두 보존함으로써 발기력을 유지시키면서 암을 완치할 수 있게 된 것이다.

◉ 개복 수술 – 치골뒤 전립선 절제술

개복 수술인 치골뒤 전립선 절제술은 배꼽 아래 하복부 정중앙 피부를 절개하는 수술법으로 전립선 절제술과 동시에 골반 림프절 절제술도 함께 시행할 수 있다는 장점이 있다. 그러나 음경의 배부정맥을 박리해서 묶어야 하기 때문에 심한 출혈이 있을 수 있고 이때는 수혈을 받게 될 수도 있다.

수술 방법은 배꼽부터 치골 위치까지 7~8cm가량 피부를 절개한다. 그 후에 복부 중앙을 따라 있는 근육들을 분리한다. 글리슨 점수가 8 이상인 환자의 경우, 의사는 수술 전 림프절의 상태를 확인하는 것이 좋다.

그런 다음 전립선과 요도 주위를 따라 주행하는 주요 배부정맥을 자르고 묶는다. 이후 요도를 자르게 되는데 이곳은 수술 중 전립선과 그 주변 조직과의 경계를 정확히 구분하기 어려운 부분이다.

다음으로 의사는 암의 정도에 따라 환자의 발기력을 유지해야 할지 말아야 할지 결정한다. 전립선 양쪽에 붙어 있는 신경혈관다발은 발기를 조절하는 곳이므로 이 부분을 보존해야 할지 말아야 할지 판단한다.

대부분 조기에 발견된 전립선암이라면 양쪽에 위치하는 신경혈관다발을 보존할 수 있다. 신경혈관다발은 전립선막의 바깥쪽에 위치하고 있다. 암이 전립선막을 침범하더라도 1~2mm 정도만 자라 들어간 다음에 정낭 쪽으로 방향을 틀게 된다. 하지만 만약 암이 이미 신경혈관다발을 침범해 보존할 수 없다면 이를 포함해 절제 범위를 정해야 한다. 이후 전립선과 방광을 연결하는 방광목을 자른 다음 전립선을 제거한다.

끝으로 요로를 재건하는데 방광과 요도를 연결하며 배뇨 조절과

TIP 전립선암 수술에 대한 오해

전립선암 수술을 하면 평생 기저귀를 차야 하는지 물어오는 환자가 있다. 물론 전립선암 수술 후 요실금으로 고생하는 경우도 있다. 하지만 그 증상이 심각할 정도는 아니며 수술 후 1~2개월 안에 수술 환자의 절반 정도가, 1년 후에는 10명 중 9명의 환자가 요실금에서 회복된다. 만약 그 후에도 요실금이 심하다면 약물 치료나 수술 등으로 해결할 수 있으므로 크게 걱정하지 않아도 된다.

관계있는 괄약근도 연결시킨다. 이후 재건된 조직이 아물 때까지 도뇨관을 남겨둔다.

◉ 개복 수술 – 회음부 전립선 절제술

회음부 전립선 절제술은 복부를 절개하지 않고 항문과 음낭 사이의 회음부를 절개하여 그 사이로 전립선을 절제하는 수술이다.

회음부 접근법은 전립선 위쪽으로 흐르는 정맥(배부정맥총)을 절제하지 않고도 전립선을 절제할 수 있으므로 출혈이 거의 없다는 장점이 있다. 그러나 치골뒤 전립선 절제술보다 조직을 많이 제거할 수 없기 때문에 암이 전립선막을 넘어선 상태라면 치골뒤 전립선 절제술에 비해 암을 완전히 제거하지 못하는 경우가 많다.

회음부 접근법은 치골뒤 접근법보다는 요실금의 확률이 적지만 항문 괄약근에 영향을 주기 때문에 배변을 자신의 의지대로 조절할 수 없는 변실금이 생길 수 있다. 또한 수술 공간이 좁아 시야 확보가 어렵기 때문에 전립선 양쪽을 따라 주행하는 신경혈관다발을 보존하기가 어렵다는 단점이 있다.

◉ 복강경하 전립선 절제술

복강경하 전립선 절제술은 배 안에 가스를 넣어 공간을 확보한 후 피부에 직경 5~12mm의 작은 구멍을 낸 다음, 광원 카메라를 구멍 안에 넣고 다른 구멍을 통해 수술 도구를 삽입한다.

흔히들 작은 것이 더 좋다고 하는데, 이때의 작은 것은 절개가 작음을 의미한다. 기존의 개복 수술에 비해 피부 절개 부위가 작아 수술 후 통증이 적고 미용적으로도 우수한 수술 방법이다. 복강경 근치적 절제술에는 경복막 접근법과 복막외 접근법이 있으며 복부에 부채꼴 모양으로 6군데 이상에서 5~12mm의 길이로 피부를 절개해 수술을 한다. 기본적인 수술 방법은 개복 수술이 요도부터 전립선을 절제하는 반면 복강경하 전립선 절제술은 방광부터 전립선 절제를 시행하는 것이 차이점이다.

● 로봇 보조 근치적 전립선 절제술

로봇 수술은 시술자가 직접 복강경 기구를 체내에 넣고 수술을 진행하는 기존의 복강경 수술과 어느 정도 비슷하다. 하지만 로봇 수술은 사람의 손목 관절과 비슷한 움직임이 가능한 로봇팔이 체내에 들어가고 의사가 외부에서 콘솔이라는 원격조종기계를 사용해 로봇팔을 조작하여 수술을 시행하는 방법이다.

콘솔 안에서 확인 가능한 수술 시야는 3차원 입체영상이다. 육안으로 확인할 때보다 영상이 10배 정도로 확대되기 때문에 정밀한 수술이 가능하며, 로봇팔을 손가락처럼 자유롭게 움직일 수 있어 정교한 수술이 가능하다.

로봇 전립선 절제술은 숙련된 복강경 시술의 경험 없이 안전하게 시행할 수 있어 국소 전립선암에 대한 치료법으로 급부상하였다. 개복 수술과 비교할 때 전체적인 성공률은 비슷하면서도 입원 기간이 줄어들고, 수술 후 합병증의 위험도 크게 감소한다는 장점이 있다. 회복 기간이 짧아짐으로써 사회활동으로 복귀하는 기간 역시 단축되며 수술 중의 출혈량도 감소하는 효과가 입증되었다.

　전립선·신장·방광은 배 뒤쪽에 위치해 있고, 혈관과 조직이 가까이 붙어 있다. 특히 전립선의 경우는 개복 수술 및 복강경 수술로 시술하기가 쉽지 않다. 또한 개복 수술에 익숙하며 개복 수술의 장단점을 잘 알고 있는 의사들조차도 로봇 수술의 뛰어난 장점에 환자

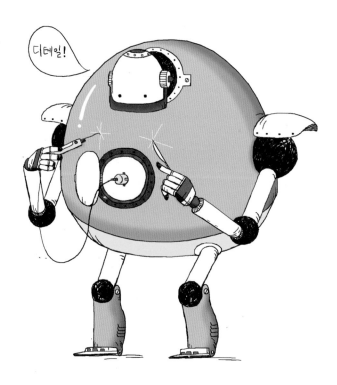

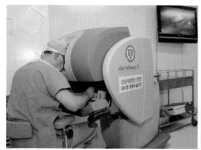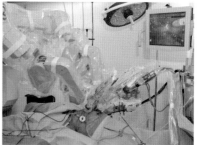

로봇 수술 과정

들에게 최우선적으로 추천하고 있다. 게다가 최근에는 개복 수술, 복강경 수술보다 상처가 작고 안전하며 합병증이 현저히 적다는 것이 전립선암 환자들에게 알려지면서 로봇 전립선 절제술을 원하는 환자가 늘고 있다.

한 가지 유의할 점이 있다. 로봇 전립선 절제술도 수술을 시행하는 의사의 경험이 수술 결과에 많은 영향을 미치므로 1년에 100회 이상의 전립선 절제술을 시행하는 비뇨의학과 의사들에게 시술을 받을 때 더 좋은 결과를 얻을 수 있다는 점이다.

로봇 수술의 적용 범위가 넓어지고 있지만 모든 전립선암에 적용되는 것은 아니다. 주변에 암이 퍼지지 않은 국소적 전립선암인 경우에만 가능하다. 이미 전이됐거나 주변 장기로 퍼진 전립선암은 항암화학 치료를 하거나 방사선 치료 등을 해야 한다는 것을 잊지 말아야 한다.

● 전립선암에 특화된 로봇 수술

전립선암은 비교적 진행이 느리지만, 전립선이 우리 몸 깊숙한 골반 속에 자리 잡고 있어 접근하기가 어렵고, 신경과 혈관이 조직과 너무 가깝게 붙어 있으며 요도 괄약근과 방광 사이에 있기 때문에 수술로 인한 발기부전 및 요실금 등의 예기치 않은 부작용을 경험할 수도 있다. 따라서 그만큼 정교함이 필요한 수술이며 모든 전립선 절제술은 발기부전이나 요실금과 같은 부작용을 얼마나 예방할 수 있느냐에 치료의 초점이 맞춰져 있다. 이러한 부작용을 줄이기 위한 수술 방법으로 최근 개발된 것이 로봇 전립선 절제술이다.

이 시술의 주된 장점은 섬세함과 정교함이다. 실제보다 10배 이상 확대된 3차원의 입체 환경 속에서 정밀한 로봇팔을 이용해 수술할 수 있기 때문에, 기존의 개복이나 복강경 수술 시에는 전립선을 떼어낸 뒤 방광과 요도를 다시 이어줄 때 최대 6바늘을 꿰맸지만 로봇 수술에서는 10바늘을 꿰맨다. 따라서 봉합 부위에서 소변이 샐

TIP 로봇 수술의 장점

1 로봇팔의 전방위 움직임 – 정확성
2 외과의의 육체적 피로감 부재 – 집중력 유지 기능
3 협소한 인체 구조에 제한받지 않음 – 인간 시야의 10배, 3차원 영상
4 수술 보조의를 대신할 만한 탁월한 우수성 및 안정성 확보
5 수술 시간 단축
6 신경혈관다발의 보존
7 전립선과 주변 구조물의 섬세하고 정확한 절제
8 수술 후 봉합 시 정확한 봉합
9 수술 후 배뇨 및 성 기능에 관한 합병증의 최소화

가능성이 감소하고, 수술 부위의 신경이나 혈관 손상을 최소한으로 줄일 수 있어 요실금 및 발기 능력 저하 등의 부작용을 예방할 수 있다. 또한 시술 시 통증이 적고 입원 기간이 짧아져 빨리 사회생활로 복귀해 일을 시작할 수 있으며, 혈액 손실이 적고, 도뇨관 유치 기간이 짧다는 등의 장점이 있다. 로봇 수술은 전립선암 수술로 인해 나타날 수 있는 발기부전 및 요실금 발생을 80~95% 정도까지 감소시킬 수 있다.

국내에는 2005년에 '다빈치'라는 의료용 로봇이 도입된 이후로 종합병원을 중심으로 시술이 이루어지기 시작했다. 로봇 수술은 전립선암의 수술 부작용을 최소화할 수 있다는 크나큰 장점 덕분에 환자들로부터 각광받고 있다.

물론 아직 로봇 수술에도 단점은 있다. 현재 높은 수술비용의 부담으로 인해, 일부 제한된 환자들에게만 사용되고 있지만, 우리나라를 포함한 여러 국가에서 지속적인 연구와 개발을 통해 로봇 수술의 대중화를 꿈꾸고 있다.

TIP 로봇 수술의 성과

2004년에 다빈치 시스템을 이용해 수술을 시행한 의사들의 국제적인 결과 보고가 있었다. 1,000건이 넘는 다빈치 로봇 수술을 한 결과 수술 시간은 평균 160분, 출혈량은 153㎖였으며, 가장 적은 출혈량을 보인 경우는 25㎖ 정도였다. 95%의 환자에서 수술 후 24시간 이내에 통증이 급격히 사라지며 일상적인 보행이나 신문 보기, 정상적인 식사가 가능하였다. 90%의 환자에서 수술 후 6개월 이내에 요 자제가 가능했고, 수술 전 발기가 가능했던 60세 이하의 환자 중 82%에서 수술 후에도 발기 능력이 유지되었으며 64%에서는 성관계도 가능하다고 보고되었다.

이미 전이가 있는 경우 수술은 불가능한가?

영상진단 기술의 발전과 함께 과거에는 전립선에만 국한된 질병으로 간주되었던 환자들에게 소수 전이암oligometastatic cancer이 진단되고 있다. 소수 전이암의 기준을 어떻게 정의할 것인가에 대해 논란이 있지만, 대개 원발부위(전립선) 외에 전이부위가 3군데 이하인 경우로 정의하고 있다.

과거에는 전이가 있는 경우 전립선 절제술이나 방사선 치료가 생존율 향상에 도움을 주지 못하는 것으로 여겨졌지만, 최근 원발부위와 전이부위 모두를 수술과 방사선 치료로 공격적인 치료를 하면 생존율을 향상시킬 수 있다는 임상연구들이 보고되면서 치료 패러다임의 변화가 일어나고 있다. 하지만 이러한 공격적인 치료가 적용될 대상에 대한 명확한 기준은 아직 제시되지 못하고 있으며, 개인별 최적의 치료 전략에 관한 더 많은 연구가 필요한 실정이다.

수술을 받기로 결정했다면?

◉ 실력 있는 의사를 찾아라!

근치적 전립선 절제술을 받고자 병원을 찾을 때 환자들이 반드시 기억해야 할 간단한 원칙이 하나 있다. 완치될 가능성이 높은 곳을 찾는다면 수술 경험이 많은 의사가 있는 곳으로 가라는 것이다. 근치적 전립선 절제술은 복잡하고 어려운 수술로 악명이 높기 때문에 부작용을 최소화하고 암을 완전히 제거하기 위해서는 이런 복잡한 수술이 전문인 비뇨의학과 의사가 있고 이를 뒷받침해줄 수 있는 시설이 갖춰진 의료 기관을 찾아야 한다.

미국의 존스홉킨스대학병원 비뇨의학과 의사 라스 엘리슨의 연구에 따르면, 병원별로 전립선 절제술의 시행 횟수와 병원 규모에 따른 전립선암의 재발에 관해 비교했을 때, 외과 의사들이 완벽하게 익히기 어려운 수술일수록 수술 결과는 그 병원의 규모와 서로 연관이 있었다.

따라서 수술적 치료를 받기 원하는 전립선암 환자들은 근치적 전립선 절제술을 많이 시행한 숙련된 의사와 병원을 찾아야 한다. 다시 말해, 암세포를 완전히 제거하면서, 수술 중 일어나는 사고를 최소한으로 줄이고, 요실금과 발기력 상실을 막아줄 수 있는 의사에게 가야 한다. 어떠한 수술이든지 예기치 않은 불상사는 언제든 일어날 수 있다. 하지만 경험이 많은 의사라면 예기치 못한 사건을 미리 예측하고 덜 일어나게 할 수 있다.

◉ 기다림도 치료의 과정

어떤 환자들은 전립선암을 진단받은 즉시 치료를 시작하고 싶어 한다. 그러나 전립선암 진단과 수술을 할 수 있는 시기에는 어느 정도의 시간 간격이 필요하다. 전립선 생검을 했을 경우, 직장에는 여러 개의 구멍이 생기게 된다. 따라서 생검 직후 염증과 출혈이 생길 수 있다. 이 시기에는 수술이 적합하지 않다. 조직검사는 몸에 상처를 주는데 이 경우 직장 벽에 조그만 구멍이 여러 개 나서 조직이 약해진 상태다. 따라서 정말로 큰 수술을 받기 위해서는 이러한 작은 상처들을 회복하는 기간이 필요하다.

2주 정도만 지나도 생검으로 인한 상처는 치료가 된다. 하지만 염증이 가라앉을 때까지 전립선이 직장에 붙어 있기 때문에 만일 이때 수술을 한다면, 전립선을 직장으로부터 분리해내기가 어렵다. 몇 주가 지나면 염증은 가라앉고 전립선도 더 이상 직장과 달라붙은 상태가 아니다. 이때 비로소 정상적인 해부 구조가 되고 의사들이 수술을 할 수 있다. 하지만 이는 로봇 수술에는 적용되는 사실이 아니다. 로봇 수술의 경우 확대된 시야와 정밀한 움직임이 가능하므로 진단후 수술받기까지 기다리는 기간이 훨씬 더 짧아진다.

● 의사에게 알려야 할 사항들

수술 전 환자는 반드시 과거 병력이나 현재의 몸 상태에 대해 의사에게 말해야 한다. 특히 과거에 출혈과 관련된 문제가 있었는지, 아스피린이나 혈전용해제 등을 복용 중인지 분명하게 이야기해야 한다. 이 약들은 수술 중 과다 출혈을 일으킬 수 있기 때문에 반드시 의사에게 알려야 한다. 만약 아스피린 계통의 약을 정기적으로 먹는 환자라면 최소 수술 일주일 전에는 반드시 복용을 중단해야 한다. 또한 비타민이나 고용량의 비타민E, 허브, 건강보충제를 먹고 있어도 의사에게 알려야 한다. 간혹 이런 보충제들이 혈액의 응고 작용에 영향을 주는 경우도 있기 때문에 마찬가지로 복용을 중단해야 한다.

수술 후 합병증은 없을까?

● 회복은 느긋한 마음으로

수술 후에는 배액관drain을 복부에 남겨둔다. 배액관은 방광과 요도의 연결 부위가 치유되는 과정에서 누출되는 소변이 몸에 고이지 않게 빼주는 역할을 한다. 따라서 아무것도 흘러나오지 않게 될 때까지 제거하면 안 된다.

수술 중 음경에 삽입한 도뇨관도 일주일 정도 유지하게 된다. 이 도뇨관이 전립선이 제거된 후 요도와 방광의 혈관 또는 신경이 서로 연락되는 상태로 잘 아물 수 있도록 버팀목 역할을 한다. 따라서 도뇨관을 부주의하게 잡아당기거나, 수술 후 일찍 제거하면 문제가 생긴다.

> **TIP** 전립선비대증으로 수술을 받았다면
> 어떤 남성은 경요도 전립선 절제술이나 개복 전립선 적출술 후 조직 판독을 받는 과정에서 암이 발견되기도 한다. 만일 전립선비대증으로 인한 경요도 전립선 절제술 수술을 받았다면 염증이 가라앉을 때까지 12주 정도 기다려야 수술이 가능하다.

참고로 도뇨관을 제거한 직후 급작스런 요실금과 원하는 대로 조절이 안 되는 배뇨 때문에 실망하는 경우가 많은데 이는 개인마다 차이가 있고 수술 후에 곧바로 완벽하게 조절되지는 않는다. 전립선 절제술 후 배뇨 기능을 조절하는 괄약근의 근력과 수술로 인한 신경다발의 충격이 아직 완전히 회복이 되지 않았다는 뜻이므로 좀 더 느긋하게 기다릴 필요가 있다.

● 도뇨관으로 혈뇨가 흘러나온다면

이는 흔히 발생하는 일로 특히 복부에 힘을 주는 경우나 도뇨관 끝 부위가 방광 내 점막을 손상시킨 경우에 많이 나타난다. 또한 도뇨관 주변으로도 피가 섞여 나올 수도 있는데 크게 걱정할 사항은 아니다. 간혹 이런 출혈이 자연적으로 나타나는 경우도 있고, 힘차게 걷거나 거친 운동을 하거나, 아스피린 같은 혈전용해제를 복용하였을 경우에도 발생한다. 만일 출혈이 보인다면 놀라지 말고 최대한 물을 많이 마시도록 한다. 물을 충분히 섭취하면 피를 희석시켜 피가 응고되는 현상을 방지하며 피를 멈추게 할 수 있다.

만일 도뇨관을 통해 소변이 나오지 않을 경우에는 실제로 몸에서 소변 생산이 많지 않아서 그럴 수 있으나 한 시간이 지나도 소변이 나오지 않거나 아랫배에 소변이 차서 팽만감이 생긴다면 도뇨관이 막혔을 수도 있으므로 그 즉시 의사에게 알려야 한다.

◉ 방광경련

방광경련은 그리 흔한 편은 아니다. 주로 수술 전에 전립선비대증으로 방광벽이 두꺼워졌거나 과민성 방광을 가진 이들에게서 방광경련이 발생한다. 수술 시 삽입한 커다란 도뇨관이 자극을 하면 방광은 도뇨관을 밀어내기 위해 수축한다. 경련은 일정한 주기 없이 찾아오거나, 운동이나 산책 등의 활동에 의해서도 일어날 수 있다.

만일 방광경련이 생긴다면, 누워서 수축이 호전될 때까지 기다린다. 또 경련이 자주 있다면 약물을 복용하는 것도 도움이 된다.

◉ 퇴원 후 건강 관리

보통 다른 큰 문제가 발생하지 않는다면 전립선 절제술의 수술 방법과 의사의 치료 방침에 따라 퇴원 시기가 결정된다. 퇴원 후에도 수술 방법에 상관없이 환자들은 약간의 통증을 느낄 수 있다. 통증은 주로 복부 근육의 자극에서 오는데, 때로는 배액관이 위치한 곳에서 통증이 오기도 한다. 하지만 이런 통증은 모두 자연스럽게 사라진다.

퇴원 후에는 무엇이든 먹고 마셔도 상관없지만 변비만큼은 피해

> **TIP 전립선 절제술 후 사정이 가능한가요?**
> 정액의 대부분은 전립선에서 만들어진다. 따라서 전립선 절제술 후 발기가 되고 사정하는 느낌이 들어도 실제로 정액은 나오지 않는다. 정액이 나오지 않으므로 불임 상태가 되며 만일 배우자와 임신을 원한다면 고환에서 직접 정자를 추출하는 방법 등을 이용하여 인공수정을 시도해야 한다.

야 한다. 전립선은 직장 위에 위치하기 때문에 전립선을 제거한 뒤, 첫 3개월 동안은 이 부분의 직장이 얇아지고 손상받기 쉬운 상태다. 설령 변비가 있다고 해도 관장은 하지 말아야 한다. 관장제를 사용하게 되면 장천공이 발생할 수 있기 때문이다. 그리고 매일 가벼운 운동을 하는 것이 필수다. 움직이지 않은 채 진통제를 복용하고 충분한 양의 수분을 섭취하지 않는다면 변비가 생긴다. 때에 따라 변완화제나 설사제를 며칠 동안 복용하는 것도 도움이 된다.

수술 2~3주 후부터는 운전도 가능하며 일을 시작해도 된다. 일단 도뇨관을 제거하고 나면, 대부분의 환자들은 수술 후 4주부터는 일상생활로의 복귀가 가능할 만큼 회복된다. 이때 약간의 요실금이 발생할 수 있으나 이는 한시적인 것이며 결국에는 좋아진다. 수술 후에는 혈전을 예방하기 위해 무리하지 않는 선에서 많이 걷는 게 좋다.

◉ 방광목협착

수술한 환자의 1~2%에서 나타나는 방광목협착은 방광과 요도를 서로 연결하여 봉합한 곳에 만들어진 요로가 좁아지는 현상을 말한다. 주로 방광이 꽉 찼는데도 요속이 느리거나 소변이 한 방울씩 똑똑 떨어지는 증세로 나타난다. 마치 무언가 수도꼭지를 막고 있는 것처럼 흉터 조직이 요의 흐름을 방해하기 때문이다.

요속이 너무 느리거나 오랫동안 요실금 증세로 고생하고 있다면 요속검사와 초음파검사를 이용한 잔뇨량 측정검사를 통해 요폐색이 있는지 확인해봐야 한다. 이는 방광경검사로도 확인이 가능하다.

방광목협착을 해결하기 위해서는 방광경을 삽입한 후 내시경칼을 이용하여 좁아진 부위를 수차례 절개를 통해 넓혀준다. 넓힌 부분을 유지하기 위해 방광경 시술 후 일정 기간 동안 얇은 도뇨관을 매일 요도로 넣었다 뺀다. 이렇게 해야 흉터 조직이 다시 생기지 않고 방광에서 요도로 연결된 부분이 정상적인 형태로 자라난다.

⦿ 서혜부탈장

근치적 절제술 후 2년 내에 5~15%의 환자에게서 서혜부탈장이 발생한다. 아직까지 그 이유는 명확히 알려져 있지 않지만 환자들 중 일부는 이미 탈장이 있었는데도 의사가 몰랐을 가능성이 있다. 최근의 한 연구에서 430명의 환자들 중 3분의 1의 환자는 원래 탈장이 있었던 것으로 밝혀졌다.

서혜부탈장은 근치적 전립선 절제술을 하는 중에 같이 수술받을 수 있다. 만일 환자 본인이 탈장이 있을 것 같다는 생각이 들면 의사에게 미리 알려 수술 중 확인해달라고 부탁한다.

⦿ 요 자제와 성 기능

매년 수백 건의 근치적 전립선 절제술을 시행하고 있는 미국의 경우, 대형병원 3곳의 실력 있는 의사에게 수술을 받은 환자들의 92%에서 1년 내에 요실금이 사라졌고, 70%는 발기력을 회복했다.

미국 존스홉킨스병원에서 근치적 전립선 절제술을 받은 환자를 대상으로 진행한 연구에 따르면 수술 경험이 많은 의사가 집도할 경우 주요 부작용의 빈도가 줄어드는 것으로 밝혀졌다. 또 평균 57세의 젊은 환자들을 대상으로 한 연구에서 59%가 결절이 만져지지 않았기 때문에 이들 중 89%에서 양쪽 신경혈관다발을 모두 보존할 수 있었다. 수술 3개월 뒤에 38%의 환자가 발기력을 회복했고, 6개월 후에는 54%, 12개월 후에는 73%로 증가했으며, 18개월 후에는 86%의 환자가 발기력을 회복했다.

근치적 전립선 절제술은 매우 섬세한 작업을 요하는 어려운 수술 중 하나다. 단순히 암을 완전히 절제하는 것뿐만 아니라, 배뇨 조절과 성생활이라는 삶의 질적인 문제를 보존하는 것이 매우 중요하다. 최근에 로봇 수술이 증가하면서 로봇팔을 이용한 정교한 수술이 가능해져 성 기능 회복 기간이 단축되고 요실금의 발생률이 의미 있게 감소되었다고 보고하고 있다. 따라서 풍부한 경험이 있는 의사가 수술할 경우 요실금 및 발기력에 중요한 구조물 즉, 방광목 보존, 요도 길이 확보, 신경절 보존 등이 잘 이루어져 배뇨 조절 및 성생활을 유지하여 삶의 질을 올릴 수 있다.

◉ 수술 후에도 PSA가 상승한다면

혈중 PSA는 전립선 암세포뿐만 아니라 정상 전립선 세포에서도 생산된다. 따라서 근치적 전립선 절제술 후에는 PSA가 검출되지 않아야 한다. 대부분의 검사 기관에서 0.2ng/ml 미만을 검출되지 않는 것으로 정의한다. 대부분의 초기 전립선암 환자들은 전립선 절제술을 성공적으로 시행받았을 경우, 어떠한 재발도 없이 잘 지내는 것으로 나타났다. 전체 전립선을 완전히 제거한 상태이므로 더 이상 PSA가 검출되지 않는다.

그러나 수술 이후에도 PSA가 상승하는 경우가 있다. 새로운 임상 증상이 없는 상태에서 PSA가 검출되기 시작하고, 0.2ng/ml 이상 상승한다면 이를 생화학적 재발이라고 한다. 임상적으로 직장수지검사나 방사선영상검사에서는 암의 재발 증거가 없지만 현미경 수준에서는 전립선암이 존재할 가능성이 있다.

치료법은 특별한 내과적 치료 없이 정기적인 PSA 수치 측정과 직장수지검사를 계속하는 것, 방사선 또는 호르몬 치료 가운데 선택할 수 있다. 특히 방사선 치료는 근치적 전립선 절제술 이후 PSA가 상승한 환자의 암세포에 대한 국소 조절 효과가 있다는 연구 결과가 있다. 만약 국소 재발의 위험성이 높다고 판단되면 원래 전립선암이 있었던 부위에 방사선 치료를 시행할 수 있다. 이 경우 방사선 치료는 제2의 완치 기회가 될 수 있다.

한편, 전립선이 위치하던 부위 밖으로 원격전이의 위험성이 매우 높을 것으로 판단되는 경우에는 호르몬 치료를 선택할 수 있다. 단독으로 호르몬 치료를 시행하거나 전립선 수술 부위에 대한 방사선 치료와 함께 병행할 수 있다.

전립선암의
방사선 치료법

방사선 치료는 신체 외부에서 방사선을 조사하는 외부 방사선 치료와 방사선을 방출하는 동위원소를 종양 내에 임시적으로 혹은 영구적으로 삽입하여 전립선암을 치료하는 근접 치료가 있다. 그 외에도 호르몬과 방사선의 병용 치료, 냉동 치료와 열 치료 등 암으로부터 벗어나기 위한 치료법들이 있다.

수술이 필요 없는 외부 방사선 치료

방사선 치료는 전립선 환자들에게 매우 좋은 치료 방법이다. 수술이 필요 없기 때문에 마취를 할 필요가 없으며, 시술 후 회복 기간도 필요하지 않다는 게 장점이다. 따라서 근치적 전립선 절제술을 받기에는 건강상에 무리가 있거나, 나이가 많은 환자들에게 적합한 치료법이다. 방사선 치료는 외래로 병원에 다니면서 치료받을 수 있기 때문에 치료 기간 동안 일상생활이 가능하다는 것도 장점이다.

일반적으로 근치적 전립선 절제술이 국소 전립선암의 표준 치료로 널리 사용되어왔지만 최근에는 외부 방사선 치료 역시 장기적으로 결과가 좋다는 사실이 보고되고 있기도 하다. 특히 전립선막을 벗어난 진행성 암을 가진 환자들에게는 방사선 치료가 표준 치료이다. 외부 방사선 치료로는 세기변조 방사선 치료IMRT, 양성자 치료, 중입자 치료, 영상유도 방사선 치료IGRT가 대표적이다.

● 세기변조 방사선 치료

세기변조 방사선 치료란 다양한 각도에서 여러 개의 빔을 이용해 전립선암 주변 정상 조직을 피하면서 전립선암 부위에만 다양한 세기의 방사선을

> **TIP** IMRT와 IGRT의 차이점
> IMRT는 각 개인의 전립선암의 모양에 딱 맞춰 고선량의 방사선을 조사하는 것이고, IGRT는 의도한 위치에 고선량의 방사선이 정확히 조사되도록 영상 검사의 힘을 빌려 방사선 치료를 하는 것이다.

조사하는 치료 방법이다. 세기 조절이 가능한 것은 60여 쌍의 텅스텐으로 된 잎leaf 덕분인데, 이 잎은 얇은 직사각형 형태의 관으로 작은 셔터처럼 열리고 닫힌다. 이를 통해 방사선 빔을 조절해가면서 개개인의 전립선과 골반 형태에 맞게 방사선을 조사할 수 있다. 방사선 영역에 있어서 획기적 기술이라고 할 수 있는 텅스텐 '잎'은 방사선을 차단하는 역할도 한다.

세기변조 방사선 치료는 이렇게 개선된 컴퓨터 성능과 새로워진 방사선 기술의 장점을 이용해 치료 계획을 보다 정밀하게 세울 수 있다는 장점이 있다. 세기변조 방사선 치료 역시 다른 모든 방사선 치료와 마찬가지로 협진이 필요한데, 방사선 종양학자와 의학 물리학자가 치료 계획을 조정한 다음 수천 개의 가능성을 생각해보고, 이 가능성

들 중에서 최적의 치료 방법을 찾아내 실행에 옮기게 된다.

◉ 양성자 치료

양성자 치료는 양성자를 빛의 속도의 60%로 가속시켜 암세포에 조사하는 방사선 치료의 하나이다. 가속한 양성자는 몸속을 통과하면서 정상 조직에서는 거의 방사선의 영향을 주지 않으나 특정 깊이 (암 조직이 있는 깊이로 조절함)에서 최고의 에너지를 내어서 암세포를 파괴한다.

이후 양성자는 바로 급격히 소멸되어 암세포 뒤에 있는 정상 조직에는 방사선의 영향을 거의 주지 않는다. 전립선에 국한된 치료 방법이며 기존의 방사선 치료와 마찬가지로, 전립선 주변의 장기인 방

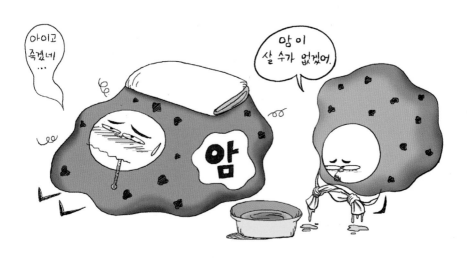

광 및 직장, 소장 등의 손상을 줄일 수 있도록 고안되었다. 양성자 치료는 1950년 이후 암 치료의 한 가지 방법으로 사용되어왔는데, 치료 효과에 있어서는 기존의 방사선 치료 방법과 차이가 없다고 보고되고 있다. 오히려 일부 연구에서는 장 손상, 요실금, 성기능장애 등의 치료 부작용이 방사선 치료에 비해 높다고 보고하고 있다. 이뿐 아니라, 양성자를 생성하는 데 필요한 시설이 매우 고가이기 때문에 아직까지는 널리 사용되지 않는다.

● 중입자 치료

1990년부터 해외의 소수 기관에서 전립선암 환자들을 대상으로 중입자 치료를 본격적으로 진행하였다. 치료 방식은 기존의 방사선 치료와 마찬가지로, 치료 범위가 전립선에 국한될 수 있도록 계획하여, 주변 장기의 손상을 줄일 수 있도록 고안되었다. 중입자 치료는 전립선 심부에 위치한 전립선암을 좀 더 효과적으로 치료할 수 있을 것이라는 이론적 근거를 바탕으로 치료하였으나, 이에 대한 치료 성과 및 치료 부작용에 대한 장기적인 추적관찰이 필요한 상태이다.

따라서 양성자 · 중입자 치료는 비용 대비 치료 효과, 치료 부작용 등에 대한 추가적인 평가가 필요한 상태이며, 현재까지 이 치료 방법은 표준 치료로 제시되지는 않는다.

● 영상유도 방사선 치료

환자가 매일 정확히 같은 자세로 누워 있다고 해도 전립선이 항상 같은 위치에 있다고 보장할 수는 없다. 전립선은 피부나 골반뼈 등에 고정되어 있지 않기 때문에 골반 내에서 1cm 이상 이동할 수 있다. 전립선의 위치는 다양한 오류들로 인해 초점을 맞추기가 매우 어렵다. 영상유도 방사선 치료는 바로 이러한 점을 보완한 기술로서 방사선 종양학 분야 최신 기술 중 하나다.

기존의 방사선 치료 기기인 선형가속기 장치에 CT스캔 기능을 결합한 장비로 그 안에 환자가 누우면 CT스캔 작업과 고에너지 치료 빔을 동시에 수행할 수 있다. 두 가지 장비가 환자 주위를 원통형으로 회전하면서 스캔과 치료를 진행한다. 이때 얻어진 영상을 기존에 치료 계획을 세울 때 얻었던 CT영상과 결합시켜 비교해보고, 전립선의 위치 변화가 감지되면 치료테이블의 위치를 조절한다. 이는 정확한 위치에 치료 효과를 전달하고 정상 조직을 보호하는 데 적합한 기술이다. 영상유도 방사선 치료의 최적화를 위해 개발된 토모테라피는 CT와 닮은 모양을 하고 있으면서 선형가속기가 들어 있는 형태로 효과적인 영상유도 방사선 치료를 수행할 수 있다.

이처럼 영상유도 방사선 치료에 대한 경험들이 쌓여가고 있음에도 불구하고 한 세션에 장시간 방사선을 조사하는 것과 방사선 선량 스케줄을 단축하는 것이 과연 효과적인지 또는 안전한지를 밝히는 것은 여전히 숙제로 남아 있다.

외부 방사선 치료의 합병증

근접 방사선 치료와 달리 외부 방사선 치료는 치료 후 방사성을 띠지 않는다. 하지만 어느 정도 시간이 경과하면 방사선 치료로 인한 증상들이 나타나기 시작한다. 급성 합병증이라고 불리는 이런 증상들은 치료가 끝나고 며칠에서 몇 주 사이에 저절로 사라진다.

● 피로감과 배뇨 증상

방사선의 축적된 효과가 나타나려면 시간이 걸리기 때문에 외부 방사선 치료 직후에는 예전과 아무런 차이점을 느끼지 못한다. 그러나 3~5주째 접어들면 경미한 증상에서부터 심각한 증상까지 합병

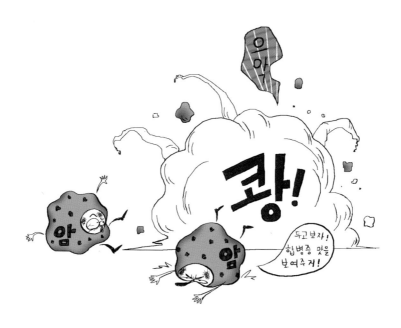

증이 나타나기 시작한다.

가장 흔한 합병증은 바로 피로감이다. 하지만 대부분 경미하거나 중등도에 해당된다. 일을 완전히 쉬어야 할 만큼 심한 피로감을 느끼는 경우는 거의 없다. 어느 정도 기본적인 운동을 하는 환자들은 치료로 인한 피로감을 크게 느끼지 않는다.

방사선 치료를 하는 동안 환자들은 야뇨증을 경험할 수도 있다. 때로는 낮에도 빈뇨나 절박뇨 증상을 느낄 수 있다. 이러한 요로 자극 증상은 일시적이지만 환자의 25~30%는 치료 과정 중 배뇨 증상을 호전시켜줄 약물이 필요할 정도로 심한 경우도 있다.

◉ 직장 관련 증상

세기변조 방사선과 영상유도 방사선을 사용한 치료가 널리 쓰이면서 직장 관련 증상은 예전에 비해 많이 줄었다. 환자의 3분의 1 정도는 장운동 횟수가 약간 증가한 것을 경험하기도 하고, 무른 변이 동반되기도 하고 전혀 그렇지 않은 경우도 있다. 설사는 거의 일어나지 않지만 필요에 따라 의사는 환자에게 섬유질 섭취를 제한하거나, 지사제를 처방하기도 한다.

◉ 발기력 감퇴

발기력은 개인마다 차이가 있어 정확히 측정하기가 매우 어렵다. 방사선 치료는 남성의 발기력을 서서히 떨어뜨리지만 이 역시 개인

차이가 있다. 최근의 연구에 따르면 방사선 치료로 인한 발기부전은 전립선 바로 아래 부위인 음경의 전구 부위가 치료 영역에 포함되어 방사선이 조사되기 때문인 것으로 나타났다.

방사선이 발기력에 미치는 영향은 근치적 전립선 절제술에 비해 천천히 조금씩 누적된다. 따라서 방사선으로 인한 발기부전은 수개월에서 수년까지 소요된다. 방사선 치료를 받은 환자의 절반은 치료를 받은 지 수년 이내에 발기력을 상실한다. 방사선이 혈관에 영향을 미쳐 음경으로의 혈류량을 감소시키기 때문이다. 호주에서 진행된 연구에 의하면, 방사선 치료 전에 발기력이 유지되었던 146명의 환자 중 62%가 치료 1년 후에도 여전히 발기력을 유지했지만 2년째에는 유지율이 41%로 급격히 떨어졌다.

브라키테라피

브라키테라피Interstitial Brachytherapy(근접 방사선 치료)란 체외에서 전립선을 향해 방사선을 쬐는 외부 방사선 치료법과 달리 방사성동위원소를 전립선에 직접 삽입해 암을 없애는 방식이다. 방사성동위원소로는 에너지가 낮은 '요오드 125'가 쓰이며, 삽입한 동위원소 인접 부위에만 방사선이 집중돼 암을 없애는 방식이다.

브라키테라피는 주로 초기의 전립선암 환자들을 대상으로 시행한다. 다만 일부 배뇨곤란이 있는 경우, 소변 기능이 좋지 않은 경우, 전립선 비대가 심한 경우, 이전에 경요도 전립선 절제술TURP을 받은 경우에 시술이 어려울 수 있다.

브라키테라피의 장점은 주위의 정상 장기(방광, 직장)에 들어가는 방사선량을 최소화하면서 암에는 고선량의 방사선이 쐬이도록 할 수 있으며, 입원 기간이 짧아 6주가량 매일 치료하는 외부 방사선 치료에 비해 편리할 수 있다. 하지만 시술 후 발기부전, 배뇨곤란 및 혈뇨 등의 부작용이 발생할 수 있다.

암세포를 자살시키는 병합요법

여기서 말하는 합병증은 암 자체로 인한 합병증일 수도 있고, 암을 치료하기 위해 복용하는 약물 때문일 수도 있다. 어떤 경우든지 환자들은 여러 가지 부작용 중 일부를 경험하게 된다.

호르몬과 방사선 치료를 동시에?

방사선 치료를 하기 전에 호르몬 치료를 2~3개월간 시행하면 어떨까? 이런 생각에서 출발한 '전보조 호르몬 치료'는 이미 여러 연구에서 효과가 입증되었다. 그러나 남성호르몬 차단이 어느 정도나 필요한지, 방사선 치료를 시행하기 전에 얼마나 받아야 할지, 단기적 효과로 보이는 결과가 장기적으로도 유효한지에 대한 자세한 연구는 아직 진행 중이다.

◉ 병합요법의 효과

방사선 치료 이전에 호르몬 치료를 병행하는 것은, 전립선 부피를 줄이기 위해서다. 즉, 방사선으로 치료해야 할 영역을 줄임으로써 정상 조직에 미치는 손상도 같이 줄이는 것이다. 호르몬은 방사선 치료를 더욱 효율적으로 만든다. 호르몬과 방사선 치료를 병행할 경우 적은 조사량으로도 암세포를 없앨 수 있다. 호르몬 치료로 전립선이 줄어들었고 호르몬 치료에 불응하는 암세포만 남았기 때문이다. 특히 호르몬과 방사선 치료를 병용할 경우, 세포자연사, 즉 암세포의 자살을 촉진하는 것으로 밝혀졌다. 병합요법은 세포를 활동 상태에서 휴식 상태로 전환시키는 작용도 한다. 날아다니는 새를 잡는 것보다 가만히 앉아 있는 새를 잡는 것이 수월한 이치다.

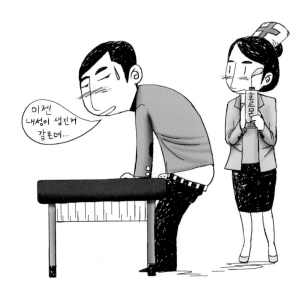

한 연구에서 국소성 전립선암 환자들에게 3차원 입체조형 방사선 치료와 호르몬 치료를 병용한 경우, 방사선 치료를 단독으로 사용한 경우보다 5년 후 경과가 더 좋게 나왔다. 환자들은 3년간 매달 호르몬을 억제하는 주사를 맞았다. 이 연구에서 병합요법을 사용한 환자들의 85%, 방사선 치료만을 사용한 환자들의 경우에는 48%가 5년째 암이 재발하지 않았다. 중요한 것은 생존율이 높아졌다는 점이다. 하지만 호르몬 치료 단독으로 같은 결과를 얻을지는 알 수 없다. 호르몬 단독 치료와 방사선과 호르몬 병합요법의 결과를 비교하는 연구는 계속해서 진행 중이다.

몇몇 연구에서도 중등도에서 고위험군에 해당하는 전립선암 환자들에게 호르몬과 방사선의 병합요법은 매우 중요한 역할을 한다고 밝혀졌다. 4곳의 방사선 종양학회 연구 결과, 고선량의 방사선을 받은 고위험군 환자들은 PSA 수치 조절이 더 잘되었을 뿐만 아니라 전체 생존율도 높아진 것으로 보고되었다. 중등도 또는 고위험군의 전립선암 환자들에게 표준 치료는 호르몬 단독이 아니라 방사선과 호르몬 치료를 병용하는 것이다.

최근의 다른 연구들에서도 호르몬과 방사선 병용 치료의 영향을 조사한 결과, 대부분 두 가지를 함께 시행했을 때 더 좋은 결과가 나왔다. 특히, 림프절 전이가 있고 글리슨 점수가 높은 경우가 이에 해당된다. 전립선 부피가 크고 글리슨 점수가 높은 경우나, 림프절 전이가 있는 진행성 암일 경우 외부 방사선 치료를 계획하고 있다면

2~3년간 호르몬 치료를 병행하는 것이 일반적인 치료법으로 받아들여지고 있다.

하버드 대학에서 진행한 연구에서, 글리슨 점수가 7 이상이거나 PSA 수치가 10ng/ml 이상인 환자들이 방사선 치료 전이나 중간에 단기간의 호르몬 치료를 받아야 하는지에 대한 논의가 있었다. 병합 요법으로 치료를 받은 환자들은 5년 후 경과도 더 좋았을 뿐만 아니라 전체 생존율 또한 10% 정도 개선된 사실이 발견되었다. 따라서 부피가 작은 암에서도 단기간의 방사선 치료를 시행할 경우, 그 기간 동안 호르몬 치료를 병행하는 것이 효과적이다.

● 암의 진행에 따른 병합요법

위험도가 낮은 조기암으로 진단받은 남성들의 경우, 대부분 방사선 치료만으로도 충분하다. 치료 후 재발 가능성이 매우 낮기 때문이다. 그러나 위험성이 더 높은 암을 가진 남성들의 경우에는 두 가지 요법의 병용 치료가 효과적이다.

재발 가능성이 높은 환자들에게 병합요법이 얼마나 효과적인가에 대한 수많은 연구 결과, 암 치료 효과를 확실히 개선시킨다는 사실이 입증되었다. 고위험군 남성들에게는 병합요법이 적극 권장된다. 고위험군이 아닌 중증도 위험군 환자들, 즉 T1b~T2병기, 글리슨 점수가 7이거나 PSA 수치가 10~20ng/ml에 해당되는 환자들에게도 일시적인 남성호르몬 차단이 도움이 된다.

최근의 한 연구에서는 중증도 위험군 남성들을 방사선 치료 단독군과 방사선 치료와 단기간(6개월) 남성호르몬 차단 병행군으로 나누어 치료 효과를 비교해보았다. 연구에 따르면 중증도 위험군 남성에게 방사선 치료와 단기간의 남성호르몬 억제 치료를 병행한 결과 방사선 치료만 단독으로 시행한 집단보다 전체 생존율이 증가되었다고 한다.

그러나 이때 사용된 방사선 조사량은 오늘날의 기준에 비해 상대적으로 낮기 때문에 호르몬 치료가 저선량의 방사선 치료와 병행했을 때만 효과가 있는지에 대해서는 아직 밝혀진 바가 없다. 만일 지금보다 많은 방사선을 조사할 수 있게 된다면 호르몬 치료를 반드시 병행할 필요가 있는지도 계속 연구가 필요하다.

병합요법을 받기로 결정했다면?

● 호르몬 치료의 영향 바로 알기

호르몬 치료제를 장기간 사용할 경우, 일부 남성들에서는 약물을 중단해도 테스토스테론 수치가 정상 범위로 신속하게 돌아오지 않는 등의 단점이 있다. 호르몬 치료는 2~3개월 정도 단기간 사용에도 열감이나 체중 증가, 성욕과 발기력의 저하를 경험할 수 있다. 호르몬 치료를 장기적으로 받을 경우 골다공증이나 뼈의 퇴행 등으로 인한 골절, 빈혈, 피로감, 근육량의 감소, 우울증 등의 추가 위험이 뒤따른다. 게다가 어떤 호르몬 제제를 쓰느냐에 따라 비용 부담이 클 수 있다. 따라서 환자가 호르몬 치료를 받기 전에는 이와 같은 문제들에 대해서도 깊이 생각해봐야 한다.

● 치료 전 주의가 필요한 경우

근치적 전립선 절제술과 마찬가지로 경요도 전립선 절제술을 받은 환자는 방사선 치료에 앞서 부기가 가라앉고 염증이 사라질 때까지 기다려야 한다. 새로운 치료를 받기까지는 보통 8~12주 정도 걸린다. 기다리는 시간이 너무 길게 느껴질지 모르나 이는 부작용을 막기 위해 꼭 필요한 시간이다. 그렇게 해야만 요실금 발생 확률을 최소화할 수 있고 방사선에 의한 손상이나 치유가 덜 이루어진 조직으로 인해 요도 주변에 상처 조직이 생기는 것을 방지할 수 있다.

수술이 어려운 환자를 위한 특수 치료

냉동 치료나 열 치료는 말 그대로 전립선에 극도로 낮거나 높은 온도를 가함으로써 암세포를 죽이는 치료법이다.

연구가 더 필요한 특수 치료

◉ 냉동 치료

냉동 치료는 대개 발기가 안 되거나 발기력 유지에 관심이 없고, 부피가 큰 고등급의 암을 가진 남성이나 방사선 치료 후에도 암이 재발한 환자에게 적합한 치료 방법이다. 또한 냉동 치료는 비만이나 심장 질환 또는 염증성 장 질환으로 근치적 전립선 절제술을 받을 수 없는 국소성 전립선암 환자들에게 시행된다.

그러나 전립선비대증으로 경요도 전립선 절제술을 받았거나, 전립선의 크기가 매우 큰 경우, 직장이 없는 환자 또는 직장협착이나 직장 관련 문제로 직장을 통한 접근이 어려운 환자들은 냉동 치료의 대상에서 제외된다. 경요도 전립선 절제술을 시행받은 환자의 경우, 요도가 벗겨져 배뇨 시 죽은 조직이 소변에 섞여 나오는 요 폐색이 흔하다. 전립선의 크기가 너무 큰 경우, 전립선을 완전히 얼리는 데 있어 골반뼈가 방해될 수 있다. 이때는 단기간의 호르몬 치료를 통해 전립선의 부피를 줄일 수 있다.

합병증으로는 요실금, 직장과 요도 손상 등이 있으며 다른 국소 치료에 비해 발기부전 또한 다소 나타난다. 이는 냉동 치료에서 효과를 높이기 위해 냉동 강도를 높일 경우 전립선피막을 포함한 주위 조직까지 얼어서 발생하는 것으로 보인다.

이 치료는 비교적 고령인 환자들이나, 다른 건강상의 문제로 근치적 전립선 절제술을 받지 못하게 된 환자들에게 시행할 수 있으며 아직까지 장기적인 치료 결과는 알려진 바가 없다.

● 열 치료

열 치료는 열을 이용해 전립선 조직을 파괴하는 방법으로 조직을 얼리는 대신 열을 가한다는 점이 냉동 치료와의 차이점이다. 열 치료는 주로 전립선비대증 치료에 쓰이는데 이 중 일부를 전립선암에 적용한 것이다.

전립선암에 쓰이는 열 치료법은 고강도 집속형 초음파 치료HIFU로 고강도 집중 초음파를 이용해 전립선의 치료 부위를 80~100℃

까지 가열한다. 이때 요도는 보호 차원에서 차갑게 유지해야 한다. 그러나 요도 주위의 전립선 조직을 보호한다면 암 조직도 남게 될 가능성이 있다. 또한 전립선은 불규칙한 모양이고 손상받기 쉬운 구조들과 매우 근접해 있기 때문에 치료에 어려움이 따른다.

합병증은 드물지만 직장루나 요실금, 직장점막손상 등이 있다. 치료 후 몇 주간 도뇨관을 통해 소변을 배출해야 하는 불편을 겪을 수도 있다. 그러나 이와 같은 냉동 치료와 열 치료는 우리나라에서는 거의 시행하지 않고 있다.

● 표적 동위원소 치료

PSMA Prostate Specific Membrane Antigen는 전립선특이세포막항원으로, 전립선암을 포함한 모든 종류의 전립선 세포에서 발현되는 막단백질이다. 진단용 방사성동위원소인 Ga-68을 PSMA에 표지할 경우 세포 내에서 γ-ray를 방출하게 되고, 이를 PET/CT로 촬영하여 전립선암의 조기 진단을 가능하게 한다. 치료용 방사성동위원소인 Lu-177을 표지할 경우에는 세포 내에서 고에너지의 β-ray를 방출하여 세포 사멸에 이르게 한다. 2차 호르몬 치료 및 항암 치료에도 질병이 진행하는 환자들에서 효과가 있다는 보고가 있어 유망한 치료로 고려되고 있으나 이 역시 우리나라에서는 거의 시행하지 않고 있고 몇 가지 임상연구가 국내에서 진행 중에 있다.

진단 시 전이된 환자들을 위한 치료

전이성 전립선암 환자에서 남성호르몬 박탈 요법은 표준 치료 방법이다. 남성호르몬 박탈 요법은 고환에서의 남성호르몬 분비를 억제하거나 순환 남성호르몬의 수용체에 대한 작용을 억제함으로써 효과를 나타낸다. 남성호르몬 박탈 요법에는 LHRH agonist(or antagonist), 고환 절제술, 항남성호르몬 제제 등 여러 가지 방법이 제시되었지만, 어떤 방법이 다른 치료 방법보다 전체 생존율에 있어서 더욱 효과적인지에 대해서는 논란의 여지가 있다.

최근 전이성 거세저항성 전립선암 환자들을 위한 새로운 신약들이 다수 출시되었다. 이로 인해 신약이 나오기 전 가장 보편적으로 사용되었던 도세탁셀 항암치료제를 전이성 전립선암 환자들에게 진단 시부터 바로 사용하는 연구가 진행되었다. 다국적, 다기관에서 시행한 여러 연구들에서 전이성 전립선암 환자에게 진단 시부터 항암 치료를 호르몬 치료와 동시에 진행할 경우, 생존율을 높일 수 있음을 확인하였다.

전립선암, 호르몬으로 조절한다

처음 암 진단을 받고 나면 매우 놀라서 득실에 상관없이 빨리 치료받기를 원하기 마련이다. 하지만 자신에게 맞는 가장 좋은 치료 방법을 선택하기 위해서는 전립선암의 악성도와 치료로 인한 합병증 및 효과를 잘 저울질해야 한다. 성공적인 치료를 판단하는 가장 중요한 잣대는 '위험 대비 삶의 질'이라고 할 수 있다. 얼마나 오래 사는지도 중요하지만 남성성을 유지하면서 얼마나 행복하고 건강하게 오래 사느냐도 중요하다.

진행성 전립선암의 치료

진행성 전립선암이란 암세포가 전립선 피막 바깥의 주변 장기인 골반 내 혹은 직장 등으로 퍼져 있거나 이와 동시에 림프절과 뼈 등 다른 장기로 원격전이된 경우를 말한다. 이런 경우에는 수술적 치료 혹은 방사선 치료만으로는 완치가 힘들 수 있어 전신적인 효과를 발휘하는 호르몬 치료가 필요하다.

남성호르몬 차단의 효과는?

모든 치료에 있어 최선책은 암이 전립선 내에 국한되어 있어서 수술이나 방사선 치료로도 완치가 가능할 때 진단하는 것이다. 그 다음은 암의 성장을 막는 방법을 찾아내고 전이를 막는 것이다. 만약 암이 이미 전이되었다면, 전이된 바로 그 자리에서 존재하는 암세포를 죽이는 방법을 찾아야 한다.

◉ 전립선암의 성장을 막는 호르몬 치료

이미 암세포가 전립선 피막을 벗어난 진행성 전립선암이라면 호르몬 치료를 시작해야 한다. 전립선암은 남성호르몬의 영향을 받아 성장과 진행을 반복한다. 따라서 전립선에 영양을 공급하고 암을 성장시키는 호르몬을 차단함으로써 전립선암을 치료하는 것이다.

대부분의 전립선암 환자들은 호르몬 치료로 수년 동안 효과를 볼 수 있다. 남성호르몬의 공급을 중단시키면 정상적인 전립선 세포가 줄어들고 동시에 전립선 암세포도 성장이 느려지거나 아예 멈추게 된다. 호르몬 치료는 이런 메카니즘을 통해 효과를 발휘한다.

하지만 호르몬 치료가 효과를 발휘했다는 말은 암세포가 완전히 사라졌다는 뜻은 아니다. 암세포의 성장을 늦출 수 있긴 해도 시간이 흐르면 호르몬 치료에 반응하지 않는 또 다른 암세포가 생겨날 수 있기 때문이다. 진행성 전립선 암세포 가운데 일부는 처음에는 호르몬 치료에 반응을 하지만 어느 순간부터 반응하지 않는 경우가 있다. 어떤 암세포들은 약물과 호르몬 치료에 내성이 생겨서, 남성호르몬이 억제된 상태에서도 성장할 수 있게 된다. 이러한 특성을 지닌 전립선암을 일컬어 거세저항성 전립선암이라고 부른다.

● 진행성 전립선암의 전이 경로

전이란 암이 혈액이나 림프절 같은 신체의 수송 경로를 통해 다른 곳으로 퍼지는 것을 의미한다. 다시 말해, 암이 전립선을 벗어나 주위 장기나 림프절, 뼈, 폐 등으로 전이되어 고치기 힘든 암으로 진행된 경우를 말한다. 단, 진행성 전립선암에 걸렸다고 해서 반드시 전이가 되었다는 것을 의미하지는 않는다. 다행스럽게도 전립선암은 다른 암에 비해 비교적 천천히 진행된다. 폐암이나 대장암의 경우, 암세포는 수주에서 수개월 안에 다른 장기에 도달한다. 그러나 전립선암의 경우 이런 과정이 수년에 걸쳐 진행되는 특징이 있다.

전립선암이 전이되는 과정을 보면, 곧장 뼈로 암이 옮겨가는 것처럼 보인다. 어떤 사람은 뼈암에 걸렸다고 생각해서 뼈 생검을 해본 후, 전립선암으로 판명되는 경우도 있다. 일단 전이가 일어나면 PSA 수치가 크게 올라간다. 25ng/ml 이상은 기본이고 심한 경우 수백 또는 수천까지도 오르게 된다. 그러나 간혹 악성도가 매우 높은 암을 가진 남성들에서는 오히려 PSA 수치가 낮을 수도 있다. 이러한 악성 세포들은 몸을 파괴하느라 PSA를 만들 만큼의 에너지조차 갖고 있지 않기 때문이다.

전립선암은 뼈뿐만 아니라 간이나 폐로 전이되기도 하는데 증상에 따라 어디로 전이되었는지 대략 짐작해볼 수 있다. 만일 암이 뼈로 갔다면 환자는 뼈에 통증을 느낀다. 일부에서는 암이 뼈로 전이된 경우에 다른 추가적인 증세가 발생하기도 한다. 만약 골수로 전이되었다면, 적혈구 수치가 떨어져 빈혈이 생기게 되고, 피로와 식

TIP 진행성 전립선암 환자의 분류

1 수술을 시행한 환자 중 암이 재발될 가능성이 높은 사람
2 수술이나 방사선 치료를 받았고 PSA 수치가 올라갔지만 암이 퍼졌다는 다른 증거가 없는 환자
3 호르몬 치료가 더 이상 효과가 없는 전이암 환자(거세저항성 전립선암 환자)

욕 감퇴, 구토 증세를 경험할 수 있다. 폐로 전이되었다면 호흡곤란
이나 흉통을 느끼게 되고 기침을 하게 된다.

앞서 말했듯이, 대부분의 전립선암 전이는 뼈에서 제일 먼저 나
타난다. 주된 전이 장소는 뼈이며 림프절로의 전이는 20%에서 일어
나고, 간이나 폐 같은 장기로의 전이는 5~10% 정도밖에 되지 않는
다. 최근의 전립선암 치료의 중요한 전략 중 하나는 암의 성장을 막
기 위해 환경을 바꾸는 것이다. 즉, 암세포가 뼈에 도달하기 전에 뼈
를 표적화해서 접근하는 방법이 시도되고 있다. 진행된 전립선암을
치료하는 주요 방법인 호르몬 치료가 결국엔 뼈를 약화시키고 암세
포가 자라기 좋은 환경을 만들어줄 수 있기 때문에 이러한 뼈-표적
화 연구는 매우 중요하다.

◉ 호르몬 치료에서의 우선순위

거듭 강조하지만, 만일 전립선암이 뼈로 전이가 되었거나, 뼈에
통증이 있거나, 혹은 커다란 암 덩어리가 신장이나 방광을 막고 있
다면 즉시 호르몬 치료를 시작해야 한다. 이때의 호르몬 치료는 암
덩어리가 몸을 완전히 망치는 것을 막아줄 수 있다.

또한 LHRH 작용제나 외과적 거세나 혈중 테스토스테론을 가장 낮
출 수 있는 치료법을 골라야 한다. 이때, 항남성호르몬 제제를 단독으
로 사용해서는 안 되며 보다 효과적이고 즉각적인 방법이 필요하다.

골주사 결과 뼈 전이가 있는 상태라면 아무런 증상이 없다고 해도

호르몬 치료를 당장 시작할 것을 권한다. 그러나 뼈에 암이 전이되지 않고, 수술이나 방사선 치료 이후에 PSA 수치가 오르고 림프절에 전이된 것 외에는 다른 증상이 없다면 어떻게 해야 할까?

이때에도 많은 의사들은 가능한 빨리 호르몬 치료를 하라고 권한다. 치료를 일찍 시작해야 하는 이유는 많은 세포들이 호르몬에 반응을 보일 때 암을 치료해야 환자의 증상이 더 나아질 수 있기 때문이다.

전립선암 환자는 의사를 자주 찾아가서 뼈의 통증 등 증상이나 징후가 있는지 이야기해야 하고, 신체검사를 통해 국소적인 암의 크기가 얼마나 커졌는지도 확인해봐야 한다. 또한 6개월이나 1년에 한 번씩은 뼈에 전이가 되었는지도 확인해야 한다. 통증이 발생할 때마다 통증 부위를 확인하고 혈액검사를 해서 PSA 수치를 확인해야 한다. PSA의 상승과 함께 통증이 새로 생겼다는 것은 몸 안의 어딘가에 전이가 되었다는 것을 뜻하기도 한다.

남성호르몬을 어떻게 차단할까?

남성호르몬은 뇌에서 시작하여 여러 단계를 거쳐 최종 목적지인 전립선에 영향을 미친다. 특히 대부분의 전립선암의 성장에는 남성호르몬인 테스토스테론이 영향을 미친다.

● 호르몬 치료의 작용 과정

앞서 말했듯이 전립선 암세포가 성장하기 위해서는 남성호르몬이 필요하다. 대개의 경우 전립선암 환자에게서 남성호르몬을 차단하면 암의 크기가 줄어들거나 성장이 늦어질 수는 있지만 모든 암세포가 완전히 사라지지는 않는다. 완치를 위해서는 일단 수술이나 방사선 치료로 암 덩어리를 제거하는 것이 필요하며 이후 필요한 경우 남성호르몬 차단 요법을 실시하는 것이 좋다.

호르몬 치료는 어떻게 우리 몸 속에서 작용하는 걸까? 우리 뇌의 시상하부에서 만들어지는 여러 물질 중에는 신호전달물질로 작용하는 황체형성호르몬 분비호르몬LHRH이 있다. 이것은 일정량이 계속해서 분비되는 것이 아니라 마치 모스부호처럼 간헐적으로 분비된다. 이 LHRH는 뇌하수체에 존재하는 LHRH 수용체에 결합한다. LHRH가 LHRH 수용체와 결합하면 뇌하수체가 주기적으로 황체호르몬LH을 분비하게 만들고 이것은 다시 간헐적으로 고환을 자극해 테스토스테론을 만들게 한다.

테스토스테론은 혈액을 순환하여 마치 녹차 티백이 물에 젖듯이 확산에 의해 전립선으로 들어간다. 그런 다음 5-알파환원효소라고 불리는 효소에 의해 테스토스테론보다 2배 이상 강력한 디하이드로테스토스테론dihydrotestosterone, DHT(전립선에 존재하는 활성형 남성호르몬)으로 변환된다. 테스토스테론과 DHT는 모두 전립선 세포 내의 같은 수용체에 결합한다. DHT나 테스토스테론이 수용체에 결합하면,

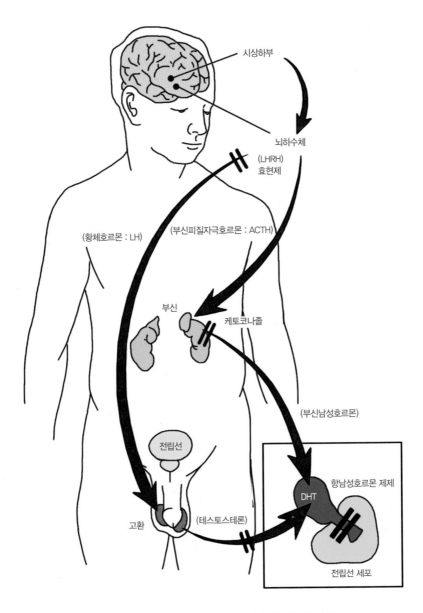

시상하부

뇌하수체

(LHRH)
효현제

(부신피질자극호르몬 : ACTH)

(황체호르몬 : LH)

부신

케토코나졸

(부신남성호르몬)

전립선

(항남성호르몬 제제)

DHT

고환

(테스토스테론)

전립선 세포

남성호르몬의 생성 장소와 호르몬 치료 시 실제 작용하는 부위

이 복합체는 DNA에 결합해 특정한 유전자를 활성화시킨다.

혈중 테스토스테론은 순환하여 우리 몸에서 자동 온도조절기와 같은 역할을 하는 뇌의 시상하부에 도달하게 된다. 시상하부는 그 양을 측정해 LHRH를 더욱 많이 만들어야 할지 아니면 생산량을 줄여야 할지 결정하는데 호르몬 분비는 이러한 일련 과정의 계속적인 반복으로 이루어진다. 호르몬 치료는 이러한 일련의 과정을 방해하여 신체가 테스토스테론을 만들지 못하게 하는 데 목적이 있다.

현재 사용 중인 호르몬 치료제는 시상하부, 뇌하수체, 그리고 부신 남성호르몬, 고환(테스토스테론), 전립선 등을 표적으로 삼고 있다. 때에 따라 단일제제를 사용하기도 하고 여러 치료제를 병용하기도 한다.

◉ 남성호르몬을 차단하는 방법

호르몬은 우리의 신체 내분비계를 구성하는 여러 기관들에서 생산되는 화학물질이다. 이 화학물질은 혈액의 흐름을 따라 몸 전체를 이동하며 머리에서 발끝까지 거의 모든 세포의 기능을 조절한다. 대표적인 호르몬으로는 테스토스테론, 에스트로겐, 갑상선 호르몬, 코르티솔, 에피네프린이 있다. 전립선암이나 유방암과 같은 암들은 호르몬에 의해 성장이 자극되는 것이 확인되었고, 호르몬에 전적으로 의지해 암세포가 자라기도 한다. 이럴 경우 암세포의 성장에 관련되는 호르몬을 차단하면 암의 성장을 어느 정도 멈출 수 있는데 이를 이용한 것이 호르몬 치료이다.

호르몬의 효과를 차단하는 방법은 여러 가지가 있으며 각각을 단독으로 사용하기도 하고, 때에 따라 병용하기도 한다. 남성호르몬 농도를 떨어뜨리기 위해서는 크게 두 가지 방법을 쓸 수 있다. 가장 직접적이고 비용이 적게 드는 방법인 수술적으로 고환을 제거하는 고환 절제술과 평생 약을 복용해야 하는 화학적 거세가 있다. 예를 들어 진행성 전립선암의 경우, 테스토스테론을 생성하는 고환을 제거하기도 한다. 이는 신체가 호르몬을 아예 생산하지 못하게 하는 방법이다.

다른 방법으로는 호르몬의 작용을 차단하는 것이다. 세포 표면에는 수용체라는 것이 있는데 이곳에 특정한 호르몬이 결합하여 세포 내에서 어떤 활동이 일어나도록 자극한다. 이 수용체를 다른 화합물로 막아 차단해버리면 호르몬이 수용체에 결합하지 못해 활성화되지 않는다. 또는 호르몬이 세포의 수용체에 결합하지 못하도록 세포 표면에서 호르몬 수용체를 제거하거나 모양을 바꿔서 세포를 활성화시키지 못하게 하는 방법도 있다.

어떠한 방법이든지 호르몬 치료의 목표는 혈액 내의 테스토스테론 농도를 떨어뜨리는 데 있다. 그리고 거의 모든 종류의 호르몬 치료에서 성 기능의 상실이 동반된다. 호르몬 치료는 남성호르몬을 제거하는 것이기 때문에 호르몬 치료를 받는 남성의 90%가 성욕과 발기력을 상실하게 된다.

◉ 호르몬 치료의 시기

만일 암세포가 뼈로 전이되어 환자가 통증을 느끼거나, 혹은 커다란 암 덩어리가 신장이나 방광을 폐쇄시키는 경우에는 즉시 호르몬 치료를 시작해야 한다. 이런 상황에서는 호르몬 치료를 시작하는 것이 최선이며, 그 선택으로 삶의 질을 크게 개선시킬 수 있고 암에 의한 전신적인 피해도 막을 수 있다.

호르몬 치료는 두 가지 역할을 한다. 세포가 더 이상 PSA를 만들지 않도록 하는 것과, 호르몬에 반응하는 암세포군을 줄여주는 것이다. 호르몬 치료를 통해 PSA가 떨어진다는 것은 전립선암의 치료가 잘 되고 있다는 것을 의미하고 이는 암의 진행을 늦춰 뼈나 다른 장기로의 전이를 늦추는 데 큰 역할을 한다. 그러나 이런 와중에도 암세포들은 우리가 알지 못하는 사이에 계속 자랄 수 있고 호르몬 비의존성 전립선 암세포 역시 자라날 수 있다는 것을 잊지 말아야 한다.

◉ 고환 절제술

고환을 제거하는 방법은 테스토스테론 수치를 조절하는 데 있어 가장 직접적이고 비용이 적게 드는 선택이다. 양쪽 고환을 모두 제거하여 남성호르몬 분비를 아예 차단하는 수술적 거세법이다. 먼저 음낭에 작은 절개창을 내어 그 틈으로 양쪽 고환을 하나씩 꺼낸다. 그 후 양쪽 고환에 연결된 정관과 혈관들을 자른 뒤 고환을 제거하면 되는 비교적 간단한 수술이다.

때에 따라 고환 절제술을 시행한 후 인공 실리콘 보형물을 넣기도 하는데 이는 고환의 내층을 열어 양쪽 고환 내부를 비운 뒤에 다시 내층을 봉합하고, 실리콘으로 만들어진 인공 고환을 음낭 내로 집어넣는 수술법이다. 외관상으로 수술 전과 다른 점이 없으며 누구도 겉으로 보이는 모습만으로 음낭 내에 고환 절제 사실을 눈치채지 못한다. 이는 고환을 제거했을 때의 심리적 충격을 막기 위한 방법이며, 환자들이 고환 절제술을 보다 쉽게 받아들일 수 있도록 만들어준다.

고환 절제술은 수술 당일이나 이튿날 퇴원할 수 있으며 그 효과는 금방 나타난다. 수술 후 3시간 이내에 몸에 있는 테스토스테론 농도는 '거세 범위'라 불리는 95% 수준으로 떨어진다. 이 수치는 호르몬 치료의 성공 여부를 가늠하는 표준 농도이다. 즉, 어떤 약물을 사용한 고환 절제술이 효과가 있는지 판정하려면, 그 약을 사용했을 때의 테스토스테론 농도가 거세 범위까지 떨어지는지를 보면 된다.

고환 절제술 이후 전립선암은 줄어들기 시작하며, 암에 의한 폐색이나 통증을 호소하던 남성들은 곧바로 증세가 호전되었다고 느낀다. 고환 절제술의 장점은 효과가 곧바로 나타나고 결과가 영구적이라는 데 있다. 고환 절제술을 받은 사람은 이후에 매일 약을 복용하지 않아도 된다.

● 고환 절제술의 부작용

사실 누구든지 자신의 고환을 제거한다는 것은 쉽지 않은 선택이다. 고환 절제술의 단점은 심리적 충격과 외관상으로 보이는 미용적인 측면에 있다. 이 때문에 고환 안쪽에 테스토스테론을 생성하는 부분만을 제거하고 바깥 부분은 그대로 보존하는 피막하 고환 절제술이라는 방법을 사용한다. 때에 따라 고환이 정상적으로 보이게 하기 위해 고환 보형물을 사용하기도 한다.

고환 절제술 역시 거의 모든 호르몬 치료에서와 마찬가지로 성욕 감퇴와 발기부전 등의 남성호르몬 저하증이 나타날 수 있다.

약을 통한 남성호르몬 억제

화학적 거세(내과적 거세)에는 세 가지 방법이 있다. 시상하부와 뇌하수체 사이의 연결을 막는 방법, 고환에서 테스토스테론을 만드는 능력을 직접적으로 막는 방법, 혹은 테스토스테론이 표적기관인 전립선에 작용하는 것을 막는 방법이다.

약으로 호르몬을 조절하려면?

시카고 주립대학의 찰스 허킨스는 고환을 제거하면 남성호르몬인 테스토스테론의 생산도 줄어든다는 사실을 발견했다. 그리고 테스토스테론을 고환이 절제된 동물에게 다시 주사하면 줄어들었던 조직들이 다시 원래 크기로 회복되고 기능 역시 돌아왔다고 밝혔다. 이 연구를 통해 허킨스는 고환을 절제할 경우 전립선암 역시 작아진다는 사실을 알게 되었다. 그는 에스트로겐이라는 여성호르몬을 이용해 테스토스테론을 차단할 경우에도 화학적으로 같은 결과를 얻을 수 있음을 밝혔다.

에스트로겐은 뇌에 존재하는 뇌하수체에서 전달되는 신호인 황체형성호르몬을 차단한다. 이 황체형성호르몬은 테스토스테론의 분비를 촉진시키는 역할을 한다. 또한 디에틸스틸베스트롤DES이라 불리는 경구용 에스트로겐은 고환을 절제할 때와 마찬가지로 테스토스테론 수치를 떨어뜨림으로써 화학적 거세 작용을 한다. 사실 많은 남성들이 수술적 거세를 원하지 않는다. 대부분의 환자들은 고환을 제거했을 때와 같은 효과를 보이는 화학적 거세를 택한다.

● 시상하부와 뇌하수체 간의 연결을 막는다

① 에스트로겐

여성 호르몬인 에스트로겐을 이용한 화학적 거세법은 시상하부에 작용하여 LHRH의 분비를 억제한다. 그 결과 뇌하수체는 LH를 만들지 못하게 되고, 결국 테스토스테론을 만드는 장소인 레이디그 세포Leydig Cell의 작용을 막는다. 이렇게 함으로써 테스토스테론 수치

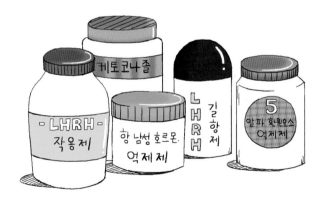

가 거세 범위로 떨어지게 된다.

테스토스테론이 거세 범위로 떨어지기까지는 열흘에서 2주 정도의 시간이 걸린다. 하지만 이는 영구적인 방법이 아니기 때문에 에스트로겐의 복용을 중지하면 고환은 다시 테스토스테론을 만들기 시작한다.

DES는 가장 널리 사용되는 경구용 에스트로겐이며 전립선암에서 가장 표준적인 에스트로겐 요법이긴 하지만 호르몬 치료의 주된 방법은 아니며 최근에는 여러 부작용으로 인해 잘 쓰이지 않는다.

하루에 1mg의 DES를 복용하는 것은 고용량을 복용하는 것과 같은 효과를 내며, 생존 기간을 연장시키는 데 있어서도 수술적 거세만큼의 효과가 있으나 적은 용량으로도 심혈관계에 큰 부작용을 초래할 수 있다. 특히 심장질환이나 뇌졸중의 병력을 가진 남성, 혈전이 생긴 적이 있는 남성과 75세 이상의 남성들은 DES를 복용하는 것이 좋지 않다.

에스트로겐의 부작용은 통증을 동반한 유방의 확대, 즉 여성형 유방을 초래한다. 이러한 부작용은 에스트로겐 복용을 시작하기 전에 가슴에 1~3회의 저선량 방사선을 쬐어줌으로써 유방 확대를 최소화할 수 있다. 또 심장 질환이나 고혈압이 있는 남성들에게는 부종이 나타날 수 있는데 이뇨제를 사용해 효과적으로 치료할 수 있다.

때에 따라 DES를 복용하는 환자들에게 다리의 혈전을 방지하고 혈전이 심장이나 폐로 가는 위험을 줄이기 위해 하루에 아스피린 한

알씩을 복용할 것을 권유하기도 한다. 에스트로겐은 피부를 얇게 하고 체모를 없애는 작용도 한다.

② LHRH 유사체

LHRH 작용제들은 경구용 에스트로겐 제제와 똑같이 LH와 난포자극호르몬의 생산을 중단시킨다. LHRH는 10개 정도의 아미노산으로 만들어진 작은 단백질로 그 10개의 아미노산 중 1개를 바꿈으로써 LHRH 유사체라고 불리는 합성물질이 만들어진다. 이 합성물질이 고환에서 테스토스테론을 만들도록 하는 LH를 차단한다.

이 약물이 몸 안에서 어떻게 작용하는지를 쉽게 설명해보자. 시상하부는 깜빡거리는 불빛처럼 신호를 보내 LHRH를 뇌하수체로 분비하게 한다. 그런데 LHRH 유사체가 이 신호를 깜빡거리게 하는 대신 계속해서 불빛이 켜진 상태로 유지시킨다. 따라서 뇌하수체는 깜빡거리는 신호를 받지 못하게 되는데 마치 아무런 신호가 오지 않는 것처럼 속여 LH를 생산하지 못하게 만드는 것이다. 이로 인해 고환도 테스토스테론을 생산하지 못하게 된다.

> **TIP** LHRH 관련 약물 투여 방법
>
> LHRH 관련 제제는 주사를 통해 몸 안으로 주입되어야 한다. 특징적인 것은 혈관을 통해 투여하는 것이 아니라 피부 밑 지방층에 지속형 제제 형태로 투입한다는 것이다. 이런 지속형 약물들은 한 달에 한 번, 혹은 석 달에 한 번씩 맞아야 하고, 삼투압 펌프를 이용하는 경우에는 1년에 한 번씩 맞을 수도 있다. 하지만 1년에 한 번씩 맞는 형태의 약물을 주입하기 위해서는 피부에 작은 통로를 만들어야 하며 이때마다 국소 마취를 해야 한다. 그리고 이러한 약물들은 가격이 비싸다는 단점이 있다.

한 가지 알아둬야 하는 것은 LHRH 유사체를 복용한 지 약 1주일이 지나면 테스토스테론 수치가 오히려 상승한다는 점이다. 이를 '플레어 반응'이라고 하는데, 이는 약물에 의해 유발되는 지속적인 LHRH 신호로 인해 투약 초반에는 LH의 생산이 촉진되기 때문이다. 하지만 7~10일 정도가 지나면 테스토스테론이 거세 범위로 떨어진다. 때에 따라 어떤 의사들은 투약 초기의 이런 현상을 막기 위해 항남성호르몬 제제인 바이칼루타마이드를 처방하기도 한다.

가장 흔히 처방되는 약물로는 루프로라이드와 고세렐린 등이 있다. 이러한 LHRH 유사체들은 기본적으로 남성호르몬 수치를 저하시키고 수명을 연장하는 데 있어 DES나 고환 절제술만큼의 효과가 있다. 무엇보다도 수술을 할 필요가 없다는 것이 가장 큰 장점이며 에스트로겐 제제를 이용했을 때 발생할 수 있는 심혈관계 부작용이 적다는 게 특징이다.

③ LHRH 길항제

LHRH 길항제라고 알려진 새로운 종류의 화합물들은 테스토스테론의 플레어 반응을 유발하지 않으며 테스토스테론 농도를 LHRH 유사체보다 더 빠르게 감소시킨다. FDA의 승인을 받은 LHRH 길항제로 아바렐릭스와 데가렐릭스가 있다. 만일 이 약물을 사용했다면 병원에서 약을 먹은 후 적어도 30분 정도는 기다려야 한다. 간혹 주사를 맞은 직후 생명을 위협할 정도의 심각한 알러지 반응이 일어날 수 있기 때문이다. 열감이 느껴지거나 실신할 것 같거나 어지럽거나 호흡곤란, 피부 발적, 얼굴이나 눈꺼풀, 혀, 목 부위에 종창이 생기면 그 즉시 의사에게 알려야 한다.

● 전립선에서 호르몬의 작용을 차단한다

① 항남성호르몬 제제

항남성호르몬 제제의 역할은 테스토스테론과 DHT가 전립선 내의 수용체에 도달하지 못하게 하는 것이다. 현관문을 열 수 있는 진짜 열쇠 대신, 문을 열 수는 없지만 열쇠구멍은 막을 수 있는 모조 열쇠를 주는 것과 같다. 테스토스테론과 DHT라는 진짜 열쇠가 수용체에 도달했을 때 수용체의 현관문에는 이미 항남성호르몬 제제라는 다른 모조 열쇠가 걸려 있어 실제 작용을 하지 못하게 된다. 모조 열쇠 때문에 테스토스테론과 DHT는 자물쇠에 결합하지 못하게 되어 남성호르몬을 활성화시킬 수 없다. 그 결과, 전립선암은 성장과 진행을 위한 영양분으로 필요한 호르몬을 공급받지 못한다.

항남성호르몬 제제는 보통 다른 호르몬 제제들과 함께 병용한다. 예를 들어, LHRH 작용제를 복용했을 때 첫 주나 열흘 정도 후에 일어나는 테스토스테론의 급격한 증가를 막기 위해 한 달 정도 항남성호르몬 제제를 함께 병용한다.

또한 항남성호르몬 제제는 뼈에 아주 극심한 통증을 느끼거나, 소변의 흐름을 막을 정도로 종양의 크기가 큰 경우 등의 긴급한 상황에 사용되기도 한다. 항남성호르몬 제제는 즉각적으로 남성호르몬의 효과를 차단하기 때문에, 외과적 고환 절제술이나 LHRH 작용제 투여의 효과가 최대에 이를 때까지 시간을 벌어준다. 이와 같이 항남성호르몬 제제를 고환 절제술이나 LHRH 작용제와 병용하는 것을 '복합적 남성호르몬 차단요법'이라고 한다.

항남성호르몬 제제 특히 바이칼루타마이드만 사용하는 것을 단독 치료라고 하는데, 이 치료법의 목표는 성 기능 보존에 있다. 바이칼루타마이드를 50mg씩 하루에 3번 투여하면, 많은 남성에서 성욕이 보존된다. 그러나 이런 경우에도 1년 넘게 사용하면 20%의 남성에서만 발기가 유지된다고 알려져 있다.

결과적으로 항남성호르몬 제제는 성욕을 유지할 수 있다는 장점 때문에 활발한 연구가 진행중이다. 의료진은 이러한 약물을 다른 치료법과 함께 사용하여 호르몬 치료를 받는 남성들의 삶의 질을 개선시키고자 노력하고 있다.

② 항남성호르몬 제제의 부작용

항남성호르몬 제제는 성욕을 보전하고 고환 절제술이나 LHRH 작용제를 이용한 치료보다 골다공증의 위험성이 낮은 것으로 나타났다. 이는 테스토스테론 수치가 유지되기 때문인 것으로 보인다.

하지만 바이칼루타마이드나 플루타마이드를 복용하는 남성의 75%에서 여성형 유방이 발생한다. 플루타마이드의 가장 심한 부작용은 설사이고, 일부 환자들에서는 간 손상이 발생하기 때문에 플루타마이드를 복용하는 남성들은 치료 시작 후 몇 달 뒤 간기능 검사를 해보는 것이 좋다.

항남성호르몬 제제 중 피나스테라이드와 두타스테라이드 등의 5-알파환원효소 억제제는 전립선암의 성장을 중지시키는 데는 거의 효과가 없는 것으로 밝혀졌다. 따라서 5-알파환원효소 억제제만으로는 암을 조절하기 역부족이다. 오히려 5-알파환원효소 억제제는 양성 전립선비대증에서 전립선의 크기를 줄이는 데 효과가 좋다.

● 테스토스테론의 생성을 억제한다

케토코나졸은 애초에 항진균제로 만들어졌다. 하지만 처음에 이 약을 복용한 남성들에게서 항진균의 효과보다도 가슴이 커지는 증상이 나타났다. 그 후 의사들은 케토코나졸이 부신에서 생성되는 남성호르몬뿐만 아니라 고환에서 테스토스테론이 생산되는 것을 막는다는 사실을 발견했다. 케토코나졸은 8시간마다 400mg씩 복용할 경우 24시간 내에 테스토스테론을 거세 범위로 떨어뜨릴 만큼 그 효과가 매우 신속하다. 케토코나졸은 부신에서 만들어지는 스테로이드 호르몬의 생성도 막기 때문에 저농도의 코르티솔을 함께 처방한다.

아미노글루테티미드 역시 비슷한 효과를 가지고 있는데 항남성호르몬 제제가 허가를 받은 이후에는 두 가지 약물 모두 그리 흔히 쓰이지 않는다.

● 두 가지 억제제로 완전 차단한다

남성호르몬의 대부분은 고환에서 생성되지만 부신이란 장기에서
도 일정 부분 분비되기 때문에 고환과 부신에서 생성되는 모든 남성
호르몬을 막아야만 완전히 차단했다고 할 수 있다.

남성호르몬 완전 차단요법이란, LHRH 작용제와 남성호르몬 억
제제의 병합요법이나 고환 절제술과 남성호르몬 억제제를 동시에
쓰는 병합요법을 뜻한다. 다시 말해 거세 범위로 테스토스테론을 떨
어뜨리기 위한 모든 시도들을 동시에 하는 것을 복합적 남성호르몬
차단요법 즉, 남성호르몬 완전 차단요법이라고 한다.

최근의 연구 결과에 의하면 남성호르몬 완전 차단으로 약 2~3%
전립선암 생존율이 높아진다고 한다. 그러나 또 다른 연구에 의하면
남성호르몬 완전 차단요법과 단독 치료 사이에 유의미한 차이가 없
다는 결과도 있는 만큼, 환자가 남성호르몬 억제요법으로 얻을 수
있는 이익과 치료 시 발생하는 비용 및 독성을 서로 비교해보고 나
서 치료 방법을 결정하는 것이 좋다.

남자다운 삶을 유지할 수 있는가?

남자를 남자답게 만들어 주는 것이 바로 남성호르몬 즉, 테스토스
테론이다. 만일 남자의 몸에서 테스토스테론이 생성되지 않는다면

몇 가지 남성적 특징이 사라지게 된다.

◉ 신체적 변화

남성호르몬이 사라지면, 남자들은 근육량이 줄고 체지방의 양이 증가한다. 또한 쉽게 짜증을 내고 적극성이 떨어지며 체중이 증가하고 피부 탄력이 떨어지고 머리카락이 길어지는 등 신체상의 작은 변화들을 경험할 수 있다. 또 콜레스테롤과 중성지방이 증가하고, 일부 남성들에게 있어서는 내당능 장애(혈당이 정상치보다는 높지만 당뇨병으로 진단을 내릴 만큼 충분히 높지 않은 상태)로 발전할 수 있다. 이러한 모든 부작용들은 심혈관계 질환으로 이어질 수 있다. 따라서 전이와 관련된 증상이 나타나기 이전에 호르몬 치료를 시작할 예정이라면 부작용에 대해서도 심각하게 고려해봐야 한다.

◉ 남성호르몬 결핍 시 생기는 합병증

남성호르몬은 남성에게 꼭 필요한 호르몬임은 분명하다. 따라서 외과적 또는 내과적 거세를 통해 남성호르몬의 수치가 줄어들게 될 경우 생길 수 있는 부작용에는 근육량의 소실, 골밀도의 감소로 인한 골다공증, 홍조, 성적 부작용, 여성형 유방, 체성분 및 지질 변화, 빈혈, 정신적 또는 정서적 건강 문제가 있다.

설문조사에 의하면 전립선암 환자에게 가장 두려운 것은 성 기능의 소실이다. 사실 성 기능의 소실은 암 환자뿐만 아니라 모든 남성에게 두려운 일이다. 성 정체성이 상실된다는 것은 무척이나 괴로운 일이며 암 환자가 겪게 되는 두려움과 맞물려 더욱 고통스럽게 느껴진다.

그래도 전립선암에 걸린 많은 환자들은 성생활보다는 생존을 택한다. 만일 호르몬 치료가 정말로 삶과 죽음을 결정할 수 있다면, 그런데도 성적인 능력을 잃을까 두려워 치료를 망설일 수 있을까? 전립선암 환자에게는 남성으로서의 삶을 유지하는 것 못지않게 삶 자체를 소중히 여기고 생존을 목표로 하는 현명한 선택이 필요하다.

① 골다공증

한 연구에 의하면 고환 절제술을 받은 남성이 약물을 복용하는 남성에 비해 장기적으로 더 심각한 뼈의 손실이 발생한다고 한다. 테스토스테론은 뼈를 단단하게 만드는 호르몬이기 때문에 고환 절제술을 받은 첫 해에 7~10% 정도의 골밀도가 감소되며, 담배를 피우는 사람은 더 많은 영향을 받는다. 뼈의 손실은 비타민D 보충제를 하루에 400IU씩 복용하고 칼슘 섭취를 하루에 1,200mg으로 높임으로써 줄일 수 있다. 또한 골밀도를 늘리는 데 도움을 주는 약물로는 비스포스포네이트가 있다.

호르몬 치료를 시작하거나 이미 받고 있다면 골다공증 검사를 해봐야 한다. 만약 골다공증의 가족력이 있다면 위험성은 더 높아진다. 담배를 피우거나 술을 마시게 되면 골다공증의 위험성은 더 높아질 것이다. 또한 골다공증에 대한 특별한 인자가 없다고 하더라도 호르몬 치료를 받고 있다면 칼슘과 비타민D 보충제를 먹어야 한다.

② 홍조

남성호르몬을 차단하면 폐경기 여성들이 경험하는 것과 유사한 증세를 경험할 수 있다. 얼굴이나 목, 가슴 위쪽 등에서 갑작스럽게 뜨거운 기운이 올라오는 듯한 느낌을 받게 되는데, 건강에는 전혀 지장이 없으나 불쾌감을 준다. 이런 현상은 호르몬의 변화가 우리 몸의 체온 조절 역할을 담당하는 시상하부에 영향을 미치기 때문인 것으로 보고 있다. 뇌가 시상하부에서의 이러한 변화에 반응하여 우

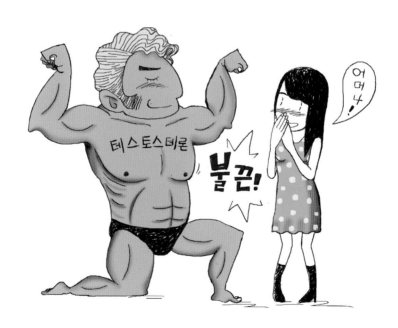

리 몸에 변화를 주게 되는 것이다. 갑작스럽게 열이 오르는 이유는 피하 혈관이 확장하기 때문이며 다시 체온을 정상으로 되돌리기 위해 땀이 난다.

하지만 호르몬 치료를 받았다고 해서 모두가 다 안면홍조 증세를 겪는 것은 아니다. 어떤 환자들은 전혀 그런 증상이 없기도 하고, 또 어떤 사람은 안면홍조 때문에 커다란 고통을 겪는다. 매운 음식을 먹거나 술을 마시는 등의 외부 자극이 안면홍조를 유발시킨다는 증거가 있다.

안면홍조는 여성들이 월경전기에 복용하는 약물인 프로베라나 메게이스 등으로 치료할 수 있다. 한 번의 주사로 6개월 또는 그 이상 안면홍조가 사라지거나 증세가 완화될 수도 있다. 그러나 이때 사용되는 초산 메게스트롤은 우리가 억제하려고 하는 남성호르몬과 매우 비슷해서 이를 복용한 환자들에게서 PSA 수치가 다시 상승하는 것이 보고되었다. 따라서 만일 안면홍조로 인해 초산 메게스트롤 치료를 받기로 했다면 PSA 수치를 자주 점검할 필요가 있다.

③ 성욕 감퇴

고환 절제술이나 LHRH 유사체 등의 치료를 받는 경우, 일부는 여전히 성욕을 유지할 수 있으나 거의 대부분의 환자는 성욕을 잃게 된다. 이러한 개인차에 대해서는 그 원인이 아직 밝혀지지 않았으나 나이, 육체적 건강, 치료 전 남성호르몬 수준 등 다양한 인자가 관여할 것이라 생각된다. 성욕이 유지되는 환자에게 적용되는 발기부전 치료는 현재 통용되는 경구용 제제, 음경해면체 주사요법, 음경보형물 삽입술 등이 있으나 성욕이 없는 경우에는 거의 효과가 없다. 다만 호르몬 치료를 중지하고 다시 남성호르몬이 생성되도록 하면 성욕이 돌아오기도 한다.

④ 여성형 유방

어떤 남성들은 압통과 통증을 느끼거나 가슴이 커지기도 한다. 고환 절제술이나 LHRH 작용제를 사용한 사람에게서는 흔히 일어나지 않지만, 항남성호르몬 제제를 단독으로 사용하거나 복합적 남성호르몬 차단요법을 시행받은 사람의 50~70%에서 일어나며, 에스트로겐을 복용하는 남성 모두가 겪는 부작용이다. 이러한 현상은 치료를 하기 전에 저선량의 방사선을 조사하거나 항에스트로겐 치료를 병행함으로써 방지할 수 있다. 하지만 여성형 유방이 발생한 이후에는 방사선 조사요법은 큰 효과가 없으며 여성형 유방이 발생할 환자를 예측하는 방법이 현재로서는 없어서 환자 선별이 매우 힘들다.

⑤ 빈혈

남성호르몬은 골수에 작용하여 적혈구의 생성을 돕기 때문에 만일 호르몬 치료를 받는다면 빈혈이 생길 수 있다. 이럴 때 조혈제제를 투여받으면 빈혈은 쉽게 사라지게 된다. 그리고 이 또한 남성호르몬 치료를 중지하면 적혈구는 3~6개월 내에 치료 전 수치로 회복된다.

호르몬 치료는 얼마나 오래 작용될까?

호르몬의 작용 시간은 사람마다 다르지만 앞으로는 거세저항성 암을 공격하는 새로운 기술들이 폭발적으로 개발될 것이므로 호르몬 치료가 효과를 발휘하는 기간에도 변화가 올 것으로 예상된다.

● 호르몬 치료의 작용 시간

과거에는 전립선암이 뼈로 전이된 이후에 호르몬 치료를 받은 환자의 10% 정도는 6개월 안에 사망하였고 10% 정도는 10년 이상 생존하였다. 나머지 80% 중 3년 이하로 생존하는 남성들이 절반이고 25%는 5년 이후까지도 살 수 있었다. 이렇듯 사람마다 호르몬 치료의 결과가 다른 것은 호르몬에 반응을 보이는 세포와 반응하지 않는 세포의 비율, 암의 성장 속도와 관련이 있다.

어떤 환자의 암세포는 거의 모두가 호르몬에 반응하지만, 어떤 환자는 아주 적은 양의 세포만이 호르몬에 반응한다. 또 어떤 암은 크기가 2배로 되는 데 오랜 시간이 걸리지만 어떤 암은 몇 주마다 2배로 커진다.

의사가 종양을 촉진으로 구분하려면 암의 크기가 30번가량 배가 되어 1cm 정도의 크기가 되어야 한다. 기하급수적으로 성장을 거듭해 하나의 세포가 2개로 되었다가, 4개로, 8개로 계속해서 늘어난다. 만약 10번에 걸쳐서 배가 된다면, 그 개수는 1,024개나 된다. 이 세포들 중에 4분의 3이 호르몬에 반응한다고 치자. 환자가 고환 절제술을 받으면 호르몬에 반응하는 모든 세포들이 떨어져 나가 256개의 세포만 남는다. 이때 남아 있는 세포들은 호르몬과 상관없이 계속해서 자라난다. 작아진 종양이 2배가 되어 다시 512개의 세포가 되고 다시 한 번 2배가 되면 원래의 크기보다 훨씬 더 큰 세포가 된다.

또 하나, 암의 1%만이 호르몬에 반응하지 않는다면 이 암이 위험한 크기가 되기 위해서는 더 많은 분열이 있어야 한다. 따라서 호르몬의 작용 시간은 두 가지에 달려 있다. 호르몬에 저항성을 보이는 세포와 호르몬에 반응하는 세포의 비율과, 암의 크기가 2배가 되는 데 소요되는 시간이다. 다시 말해 암이 커지는 데 30일이 걸리는 환자는 100일이 걸리는 사람보다 암의 재발이 훨씬 빨리 일어날 수 있다.

⦿ 호르몬 치료, 언제 시작할까?

환자가 암이 진행되었다는 진단을 받자마자 호르몬 치료를 즉시 받는 것과 진행된 증상이 나타날 때까지 기다렸다가 호르몬 치료를 받는 것 사이에는 무슨 차이가 있을까? 이에 관한 많은 연구 결과들을 종합해볼 때, 두 가지 방법 사이에 사실상 어느 쪽이 맞는지는 아직까지도 의견이 분분하다.

어떤 연구는 호르몬 치료를 일찍 시작하면, 오히려 그만큼 병의 진행이 빠르다고 보고하고 있다. 하지만 다른 연구에 의하면 호르몬 치료를 암이 뼈로 전이된 이후에 시작하는 것과 전이가 일어나기 전에 시작하는 방법 사이에 어느 것이 더 효과가 좋은지에 대한 확실한 증거가 없다.

증상이 없던 환자가 초기에 호르몬 치료를 시작하면, 성욕의 감소와 발기력 상실, 체중 증가나 근육량의 감소, 피부와 머리카락의 변화 등을 경험하게 된다. 어떤 환자는 일상생활에서 무력감에 빠져들 수도 있다. 또한 호르몬 치료를 장기적으로 하다 보면 골밀도가 감소하여 골다공증이 생기는데, 이로 인해 약해진 뼈는 부러지기 쉬운 상태가 된다.

만일 암이 진행중이라는 뚜렷한 증거가 나타난 이후에 호르몬 치료를 시작해도 똑같은 치료 효과를 볼 수 있다면 굳이 호르몬 치료를 일찍 시작할 필요는 없다. 그런데도 환자들이 호르몬 치료를 일찍 시작하는 이유는 아무것도 하지 않고 있으면 불안하기 때문이다. 또한 호르몬 치료에 반응하는 전립선 암세포들도 치료를 하지 않는 동안 계속 증식하기 때문에 의사들은 호르몬 치료를 시행하게 된다. 여기에서 착안하여 개발된 치료 방법이 간헐적 호르몬 치료법이다.

간헐적 호르몬 치료의 가장 큰 장점은 삶의 질이 개선될 수 있다는 데 있다. 치료를 쉬는 동안에 성 기능을 회복할 수 있고, 장기적

호르몬 치료에 따르는 부작용으로부터 좀 더 자유로워질 수 있다.

그러나 어떤 종류의 호르몬 치료도 그것이 진짜로 필요하기 이전에 일찍 시행한다고 해서 생존율을 높인다는 근거는 없다. 게다가 간헐적 호르몬 치료로 얻을 수 있는 삶의 질 개선은 구체적인 증상이 나타날 때까지 치료를 늦추는 것만으로도 충분히 얻을 수 있는 것들이다. 간헐적인 호르몬 치료가 거세저항성 암세포의 성장을 지연시킨다는 충분한 증거도 아직은 없는 상태다. 따라서 간헐적인 호르몬 치료는 현재 치료보다는 실험적 단계에 와 있다고 볼 수 있다.

● 암의 진행에 따른 단계적 치료

단계적 호르몬 치료란 말 그대로 호르몬 치료를 점진적으로 진행하는 것을 말한다. 가장 부작용이 낮은 호르몬 치료에서부터 시작하여, 질병이 진행됨에 따라 필요하다면 점차 치료의 단계를 높여 나가는 것이다.

전립선암이 진단된 후 만일 계속해서 PSA가 오르거나, 어느 정도 일정 수준 유지되다가 다시 오르기 시작한다면 우선 항남성호르몬 제제 단독 요법을 시행하게 된다. 이 방법이 효과가 없다면 여기에 LHRH 유사체까지 같이 처방한다.

이런 단계적 치료는 치료에 따른 부작용이 별로 없지만 비용이 많이 든다는 단점이 있다. 이때 전립선암은 진행이 늦춰진 것처럼 보일지 모르나 실은 그 사이 암은 더 조용히 진행되고 있다는 사실을 잊어서는 안 된다. 따라서 단계적 호르몬 치료를 시행하게 되면 심리적 안정감을 느낄지는 모르지만 궁극적으로는 남성호르몬에 반응하지 않는 암세포들을 제거하기 위해 동원할 수 있는 방법이 전혀 없어진다는 한계가 있다.

● 호르몬 치료의 전망

분명한 점은 호르몬 치료가 확실히 효과가 있으며 수명을 연장시키고 전립선암의 많은 증상들을 완화시킬 수 있다는 것이다. 그러나 호르몬 치료가 영원히 지속될 수는 없다. 또한 간헐적이든 지속적이든 호르몬 치료를 일찍 시작하는 것과 증세가 있고 필요로 할 때 호르몬을 투여하는 것 중 어느 방법이 더 효과적이라는 증거는 없다.

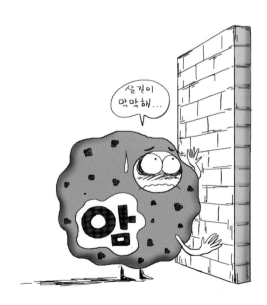

중요한 것은 호르몬 치료는 증상을 완화시킬 수는 있으나 암을 완치시키는 치료법은 아니라는 점이다. 우리가 반드시 죽이거나 힘을 잃게 만들어야 하는 것은 호르몬에 반응하지 않는 세포이지만 이 세포들은 호르몬만으로는 치료하기가 매우 힘들다. 한마디로 호르몬 치료를 장기간 받으면 더 이상 효과가 없을 수 있다. 최근에는 이 거세 저항성 세포들을 목표로 하는 더 나은 치료법이 개발되고 있다.

거세저항성 전립선암의 치료

호르몬 치료를 받는 환자들은 1~3개월 간격으로 의사를 만나 면밀한 검사를 받아야 한다. 호르몬 치료의 효과를 최대한 보고 있는지, 아니면 상태를 악화시키고 있는지 확실히 알아야 하기 때문이다.

호르몬 치료의 효과는 어떻게 알 수 있을까?

일단 호르몬 치료를 시작했다면 환자는 최소 1~3개월 간격으로 의사를 만나야 한다. 등 부위의 통증이나 다른 부위에 있는 뼈의 통증, 배뇨곤란이나 혈뇨 등 암의 진행을 의미하는 아주 작은 단서라도 잡아낼 수 있도록 의사에게 협조해야 하며 전립선 결절이나 다른 변화를 확인하기 위해 신체검사를 받는다. 또한 호르몬 치료에 대한 반응을 살피기 위한 혈액검사를 하게 되는데 이때 PSA 수치를 같이 측정한다. 측정된 PSA의 값이 어느 정도인지에 따라 호르몬 치료의 효과를 간접적으로 알 수 있다.

낮은 PSA 수치

호르몬은 PSA의 생산에 중요한 역할을 한다. 일반적으로 PSA 수치가 낮아지면 암이 사라졌다고 생각하기 쉽지만 사실은 전혀 그렇지 않다. 암이 호르몬 때문에 성장에 방해를 받긴 하지만, 여전히 어딘가에 존재하고 있으며, 남아 있는 암세포들은 호르몬에 반응하지 않는 악성도가 높은 세포로, 이들은 환자의 몸을 망가뜨리느라 많은 양의 PSA를 생산할 여력이 없을 뿐이다. 따라서 호르몬 치료를 받는 환자에게서 PSA 수치는 측정이 거의 안 되는 수준으로까지 떨어져야 하며 그런 상태가 오랫동안 유지되어야 한다.

PSA가 매우 낮게 유지되고 있다면 CT나 골주사 같은 영상학적 검사를 받을 필요가 없다. 그러나 신체검사를 통해 어떤 문제점을 발견하거나 새로운 증상이 발견되면 이러한 영상학적 검사들을 받아봐야 한다.

만일 PSA 수치가 오랜 기간 동안 일정 수준을 유지하다가 갑자기 다시 오르기 시작했다면 이는 대부분 암이 다시 자라기 시작했음을 의미한다. PSA가 처음으로 상승하기 시작한 후에, 그 외의 다른 증상이나 징후가 나타나거나 CT스캔이나 골주사로 암의 새로운 신호를 감지하기까지는 보통 몇 달 정도 걸리게 된다.

PSA 수치가 떨어지지 않는다면

만일 호르몬 치료를 받는 도중에 PSA 수치가 올랐다면 혈액검사 결과가 맞는지 다시 한 번 확인해봐야 한다. 재검을 통해서도 PSA 수치가 올랐다면, 호르몬 치료를 최대 용량으로 하고 있는지 정확히 확인해야 한다. 호르몬 치료로 볼 수 있는 효과를 최대한 보고 있는지 아니면 오히려 상태를 악화시키고 있는지 알아야 하기 때문이다.

고환 절제술을 받은 환자라면, 혈중 테스토스테론 수치를 측정하여 모든 조직이 깨끗이 적출되었는지 살펴봐야 한다. 또한 에스트로겐이나 LHRH 작용제를 복용하는 환자라면 적절한 용량을 적절한 간격에 맞추어 복용하는지 확인해야 한다. 만일 이런 약물들을 적절한 간격과 용량에 맞게 복용하지 않았다면 호르몬 수치가 오르락내리락할 것이다. 어떠한 경우든지 테스토스테론 수치는 거세 범위에 있어야 하며, 혈중 테스토스테론 수치가 너무 높다면 문제가 될 수 있다.

테스토스테론이 거세 범위에 있고 항남성호르몬 제제를 복용하고 있지 않다면, 항남성호르몬 제제가 PSA 수치를 떨어뜨릴 수 있는지 확인하기 위해 시험 삼아 한 알을 복용해본다. 어떤 환자들은 항남성호르몬 제제를 복용함으로써 PSA 수치를 떨어뜨릴 수 있다.

반대로 고환 절제술, 에스트로겐, LHRH 작용제와 병용하여 항남성호르몬 제제를 복용 중이라면 일단 항남성호르몬 제제만 끊어보는게 좋다. 때에 따라 항남성호르몬 제제를 끊고 난 뒤에 다른 종류의 약을 복용하고, 다시 그것을 끊고 또 다른 종류의 약을 복용하기를 반복하기도 한다. 이런 식으로 PSA를 반복적으로 떨어뜨릴 수 있고, 호르몬 치료로 암을 조절하는 동안 낮은 PSA를 유지할 수도 있다.

예를 들어, 만일 환자가 바이칼루타마이드를 복용하고 있고 PSA 수치가 올랐다면, PSA 수치가 떨어지는지 알아보기 위해 바이칼루타마이드를 중지하고 한 달 정도 기다려 본다. 그렇게 했는데도 PSA가 떨어지지 않거나 떨어졌다가 다시 오른다면, 다른 항남성호르몬 제제를 복용하여 다시 한 번 이 과정을 반복하는 것이다. 이런 과정에 반응하는 다른 종류의 호르몬 제제를 투여함으로서 전립선암 치료를 지속할 수 있다.

또한 부신에서 생성되는 남성호르몬을 차단하는 코르티코스테로이드를 케토코나졸과 함께 투여해볼 수도 있다. 케토코나졸은 스테로이드의 생성을 막기도 하는 항진균제의 하나로, 환자의 20~60%에서 PSA 수치를 최소 절반 정도까지 낮춘다고 보고된 바 있다. 케토코나졸의 일반적인 사용량은 하루 200~400mg이다. 그러나 대부분의 환자에게서 케토코나졸은 구역과 구토, 소양증 등의 부작용이 나타나고 비용이 많이 들기 때문에 장기적인 복용은 바람직하지 않으며 우리나라에서는 거의 쓰이지 않는다. 이러한 모든 방법을 동원하였는데도 PSA 수치가 떨어지지 않는다면, 거세저항성 전립선암의 가능성이 크기 때문에 이제부터는 다른 조치를 취해야 한다.

거세저항성 전립암과 싸우려면?

● 성장을 멈추지 않는 거세저항성 암세포

전립선암은 세포의 도가니와도 같다. 만일 이러한 세포들이 전립선에만 국한되어 있다면 수술적으로 전립선을 통째로 제거하거나 방사선을 조사하면 되기 때문에 별다른 문제가 없다. 그러나 일부 암세포가 전립선을 벗어나 주변 장기나 혹은 뼈, 폐 등의 장기로 원격전이했다면, 수술이나 방사선 치료로 완치는 힘들어지며 약물이나 호르몬 치료만이 마지막 남은 방법이 될 수 있다.

호르몬 치료를 처음 시작할 때의 초기 결과는 성공적이며 매우 고무적이다. 암세포가 줄어들고, PSA의 혈중 농도가 떨어지며, 환자는 몸 상태가 나아졌다고 느낀다. 이때 많은 환자들이 암세포가 사라졌다며 기뻐하지만 이는 단지 호르몬에 의존적인 암세포들만이 영향을 받은 것이다. PSA 수치가 떨어진 것 때문에 암이 나았다고 오해할 수도 있지만 이는 호르몬 치료로 PSA를 만드는 과정 자체가 중단되었음을 의미할 뿐, 암세포가 사라지거나 성장을 멈춘 것을 의미하지는 않는다.

거세저항성 암세포들은 호르몬 치료와 상관없이 계속해서 증식할 수 있다. 남성호르몬 비의존적 전립선 암세포들은 두 가지 방법을 통해 세포군 내에서 점점 세력을 확장해 나간다. 첫 번째는 유전적 변이인데, 암세포가 분열할 때마다 돌연변이가 축적되며 그에 따라 점점 악성으로 변해간다. 이런 과정을 통해 호르몬에 의존적이던 세포들의 특성도 점점 바뀌어 호르몬 없이도 생존할 수 있는 능력을 획득하게 되는 것이다.

두 번째는 클론 선택설이다. 단지 소수에 불과했던 악성 세포들이 분화가 좋은 세포들에 비해 더 빨리 자라난다는 사실이다. 시간이 흐르면 악성 세포들이 정상 세포들보다 더욱 많아지게 된다. 이렇게 세포가 악성화되어가는 일련의 과정은, 호르몬 치료에 의해 조장된다. 남성호르몬에 의존적인 세포들은 점차 사라지게 되고, 그 자리를 남성호르몬 비의존적 세포들이 차지하게 된다.

● 진화하는 암세포와의 사투

호르몬 치료는 몸의 전신에 영향을 미친다. 전립선을 벗어나 다른 곳으로 전이된 보이지 않는 암세포들을 공격하는 것이다. 호르몬 치료는 영구적으로는 아니지만 몇 년간은 상당히 좋은 효과를 보인다. 그러나 어쩔 수 없이 시간이 지나면, 암이 호르몬에 반응을 보이지 않는 상태에 도달하게 된다. 호르몬에 반응하는 암세포들은 계속해서 반응을 하겠지만, 호르몬에 반응하지 않는 세포들이 분열하고 성장하여 결국에는 주도권을 쥐게 되기 때문이다. 마치 항생제를 계속 쓰면 우리 몸에 내성균이 생기는 것과 같은 이치다.

인간과 바이러스와의 전투에서 의사들이 치료하기 어려운 바이러스를 치료할 수 있는 방법을 개발하면, 바이러스는 곧바로 다른 형태로 변형하여 생존해 나간다. 즉, 새로운 환경에 적응하는 세포들은 살아남고 그렇지 못한 세포들만 멸망하는 적자생존의 원칙이 여기서도 발생하게 된다.

현대에 이르러서 암세포가 어떻게 변형되는지 점점 예측이 가능해지고 있다. 과학자들은 암의 진행과 전이에 관련된 복잡한 기전을 연구하고 있고, 각 단계에 작용하는 새로운 약물들을 개발할 수 있게 되었다. 최근에는 이러한 방법들이 실제 적용되기 시작했으며 뒤이어 다른 약물들도 계속 개발될 예정이다.

● 항암화학 치료의 미래

호르몬 치료가 더 이상 효과가 없는 거세저항성 전립선암 환자에게는 케토코나졸 혹은 부신피질호르몬제인 프레드니손, 에스트로겐 등의 2차 약제를 사용해볼 수도 있다. 하지만 이러한 모든 치료법들이 실패한다면 마지막으로 항암화학 치료를 해야 한다. 전립선암에서 효과적인 항암화학 치료로는 도세탁셀과 프레드니손을 포함한 표준 치료법이 있다.

다행히도 오늘날에는 암이 일련의 특징적인 단계를 거쳐 발전하고 성장한다는 사실을 알게 되었다. 이러한 암의 생물학적인 지식들은 새로운 약물의 개발을 가능하게 해주었고, 실제로 치료에 있어서도 많은 변화가 이루어졌다. 현재 적용되고 있거나, 개발되고 있는 신약들 중에서도 전립선암이 진행되는 것을 막거나 완치시킬 수 있는 약이 포함되어 있다.

1960년대에 주다 포크만이라는 하버드 의대 교수는 암의 성장과 전이가 새로운 혈관 생성에 의존한다는 견해를 밝혔다. 암세포가 다른 곳으로 이동하기 위해서는 혈관이 필요하다는 데서 힌트를 얻어, 이후 연구자들은 VEGFVascular endothelial growth factor라고 불리는 물질이 새로운 혈관 생성에 핵심이 되는 자극제라는 사실을 알아냈다. 즉, 암세포가 다른 장소로 이동하기 위해 VEGF를 생성하여 길을 포장하기 때문에 암조직에서 VEGF의 생성이 증가한다는 사실을 밝혀낸 것이다.

이 발견을 바탕으로 VEGF를 표적화한 미사일인 단일클론항체를 개발하였다. 이러한 항체 중 하나가 아바스틴이라 불리는 약이다. 미국의 존스홉킨스대학병원의 종양학자 마리오 아이젠버그는 전립선암에서 도세탁셀이라고 불리는 약제와 아바스틴을 같이 사용할 경우 치료 결과가 매우 좋았으며, 그로 인해 최근 대규모의 연구가 진행 중이라고 말했다. 만일 이 약제가 연구자들의 기대처럼 작용한다면 전립선암에서의 사용도 승인될 것이다.

암세포를 파괴하는 세포독성 화학 치료란?

세포독성이란 세포를 죽이는 것을 말하고, 고식적 세포독성 화학 치료 약물은 실질적으로 암세포를 죽이는 약물을 말한다. 이 약물들은 세포 성장에 필수적인 기전에 영향을 주며, 암세포뿐만 아니라 정상 세포에도 영향을 미치게 된다.

● 도세탁셀

도세탁셀Docetaxel, 탁소텔Taxotere은 세포 분열의 중요한 과정을 방해하는 작용을 한다. 존스홉킨스대학병원의 아이젠버그는 24개국에 있는 그의 동료들과 함께 대규모 연구를 진행했다. 연구팀은 진행성 전립선암으로 호르몬 치료를 받고 있고 암이 계속 성장하는 1,006명의 환자들을 대상으로 두 가지의 다른 도세탁셀 투약 스케줄과 미토산트론을 이용한 스케줄의 결과를 비교했다.

이 연구에서 도세탁셀을 3주마다 투여한 첫 번째 그룹의 남성들이 미토산트론을 복용한 환자에 비해 생존율과 삶의 질이 개선되었다. 또한 도세탁셀을 매주 복용한 환자와 3주마다 복용한 환자들 모두 PSA 수치가 최소 50%까지 떨어졌으며, 삶의 질도 향상되었다. 도세탁셀을 3주마다 투여하는 것은 전립선암으로 사망할 위험을 24% 감소시켰다. 이 약물을 투여받은 집단은 평균 18.9개월 정도 생존한 반면, 미토산트론 투여군의 생존기간은 16.5개월이었다. 미국에서 진행된 또 다른 연구에서는 에스트라무스틴과 도세탁셀을 함께 투여한 군과 미토산트론과 프레드니손을 같이 투여한 군을 비교하여 위와 비슷한 결론을 얻었다.

에스트라무스틴은 1차 세계대전에서 독가스로 사용된 화합물과 같은 종류인 질소 머스타드와 여성호르몬을 결합한 물질로, 혈전과 구역, 여성화 효과, 체액 정체, 심부전 같은 수많은 부작용을 초래했다. 또한 이 물질이 도세탁셀의 효능을 높여주지는 못하기 때문에 현재 미국에서는 사용되고 있지 않다.

도세탁셀의 효과가 입증되면서 미국 FDA에서는 즉각적으로 전립선암 환자 치료에 이 약물의 사용을 승인했다. 도세탁셀은 새로운 치료의 대안을 제시했을 뿐만 아니라, 전립선암이 항암화학 치료에 감수성이 있는 질환이라는 사실을 확신시켜 주었다. 최근에 과학자들은 도세탁셀의 효능을 증대시킬 수 있는 새로운 약물을 찾기 위해 노력 중이다.

● 프로벤지

자가세포 면역치료제인 프로벤지Provenge는 FDA로부터 최초의 암 백신으로 승인받았다. 프로벤지는 환자로부터 백혈구를 추출해 백신 성분과 섞은 뒤 다시 환자에게 주사하는 방식의 개인 맞춤 암 백신이다. 미국 생명공학업체 덴드레온의 임상실험에 따르면 프로벤지 치료를 받은 환자는 평균 25.8개월을 살아, 대조군의 21.7개월에 비해 생존 기간이 연장됐다.

보다 최근에 나온 백신들은 PSA나 PSMA 같은 더 정교한 대상물을 공격하도록 설계되었다. PSMA는 전립선 세포막에 있는 단백질로, 진행성 암에서 다량으로 발현된다. PSMA와 같은 항원들은 신체에 의해 검열을 거쳐야 하는 단백질 조각이다. 우리 몸은 기본적으로 이 물질이 아군인지 적군인지를 판별한다. 만일 항원이 적군으로 판명된다면, 몸은 그것을 막기 위해 특수 세포들을 만들어낸다. 오직 전립선과 전립선 암세포만이 PSMA를 만들기 때문에 이들만이 백신의 영향을 받게 된다.

의학기술이 점차 더 발전하고 있고, 우리는 면역체계를 강화하는 방법이나 이들 약물과 다른 백신들을 병용함으로써 보다 개선된 치료법을 찾을 수 있게 될 것이다.

● 카바지탁셀

카바지탁셀cabazitaxel 역시 도세탁셀의 치료 경험이 있는 환자에서 치료 반응이 없는 경우 사용해볼 수 있는 약제로 도세탁셀과 비슷한 계열의 약물이다. 이 약물 역시 최근의 연구 결과가 국외에서 보고되었으며 이를 사용한 환자와 사용하지 않은 환자를 비교했을 때 통계적으로 의미 있게 생존 기간을 늘려준 것으로 보고되었으나 도세탁셀보다 심각한 부작용이 많다고 알려져 있다.

거세저항성 전립선암에서의 호르몬 치료

● 새로운 안드로겐 수용체 길항제 계열 약물의 등장

수년 전까지만 하더라도 LHRH 길항제 등의 표준 호르몬 치료에도 불구하고 암이 진행하는 거세저항성 전립선암이 발생하면 항암화학 치료 외에 특별한 호르몬 치료약이 없었는데, 최근 몇 년 사이 많은 우수한 약제들이 출시되었다.

엔잘루타마이드enzalutamide(엑스탄디), 아비라테론abiraterone(자이티가), 다롤루타마이드darolutamide 등이 대표적인 안드로겐 수용체 길항제 계열의 약물들이다. 앞서 설명한 표준적인 호르몬 치료(LHRH 길항제 등)는 전립선암 성장을 촉진하는 남성호르몬이 고환에서 만들어지는 것을 차단하는 원리인데, 엔잘루타마이드와 아비라테론은 남성호르몬이 생성되는 여러 다른 경로들을 차단하여 남성호르몬의 생성을 더욱 강력하게 억제하는 작용을 한다. 이 약물들은 거세저항성 전립선암의 표준 치료인 항암화학 치료 사용과 무관하게 효과적인 것으로 입증되었다.

● 엔잘루타마이드

엔잘루타마이드는 안드로겐 수용체 신호전달 경로의 몇 가지 단계를 표적으로 삼는 강력한 안드로겐 수용체 억제제다. 이 약은 안드로겐이 안드로겐 수용체에 결합하는 것을 경쟁적으로 억제해서

수용체들의 핵 전위를 억제하
여 DNA와의 수용체 결합을 억
제한다. AFFIRM이라는 임상
연구에서 엔잘루타마이드는 항
암화학 치료에 실패한 거세저
항성 전립선암 환자들에게서

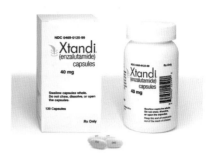

엔잘루타마이드

복용하지 않은 사람들에 비해 약 5.3개월의 생존율 향상을 보여주었
다. 또한 PREVAIL 연구 결과, 엔잘루타마이드는 항암화학 치료를
받지 않은 경우에서도 2.2개월의 생존 연장 효과와 함께, 항암화학
치료를 받아야 하는 시기를 17.2개월까지 늦출 수 있었다. 흔한 부
작용으로는 무력증과 피로, 안면홍조, 고혈압 등이 있다.

◉ 아비라테론

CYP17A1Cytochrome P450 17A1이라는
단백질은 암 성장을 촉진하는 남성호르몬
의 생산에 관여하는 효소단백질이다. 아
비라테론은 CYP17A1의 기능을 막아 남
성호르몬의 합성을 감소시키는 원리다.
COU-AA-301이라는 임상연구에서 아

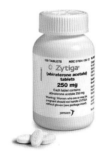

아비라테론

비라테론은 항암화학 치료에 실패한 거세저항성 전립선암 환자들에
게서 복용하지 않은 사람들에 비해 약 7개월의 생존율 향상을 보여

주었다. 또한 COU−AA−302 연구 결과, 아비라테론은 항암화학 치료를 받지 않은 환자에게도 복용하지 않은 사람에 비해 4.4개월의 생존 연장 효과가 있는 것으로 나타났다. 흔한 부작용으로는 고나트륨혈증, 저칼륨혈증, 부종 등이 있다.

● 다롤루타마이드

안드로겐 수용체 길항제 계열인 다롤루타마이드는 기존 안드로겐 수용체 길항제 약물과 달리 뇌를 지키는 보호막의 일종인 혈액뇌장벽의 침투율이 낮고 뇌중추신경의 GABA A타입 수용체에 결합력을 낮춰 독성 문제를 해결한 약이다. ARAMIS 임상 3상 연구에서 총 1,509명의 환자들을 무작위 분류한 후 다롤루타마이드와 안드로겐 박탈 치료ADT를 병행한 그룹의 경우 플라시보 및 ADT를 병행한 대조군과 비교했을 때 평균 무전이 생존 기간이 40.4개월에 달해 대조군의 18.4개월에 비해 통계적으로 괄목할 만한 개선을 보여주었다. 이러한 결과가 FDA에 의해 접수되면서 '신속심사' 대상으로 지정받아 곧 임상에 출시될 예정이다. 현재 부작용은 위약과 비슷한 상태로 5% 이상 발생하는 이상 반응은 피로, 허리 통증, 관절통, 설사, 고혈압, 변비, 극심한 통증, 빈혈, 홍조, 구역, 요로계 감염 등이었다.

아비라테론, 엔잘루타마이드, 다롤루타마이드는 모두 호르몬 치료에 더 이상 효과가 없는 거세저항성 전립선암에서 효과적인 것으로 입증되었으며, 거세저항성 전립선암의 표준 치료인 항암화학 치료에 비해 부작용이 적어 최근 처방이 늘어나고 있는 추세이다.

엔잘루타마이드와 아비라테론은 얼핏 보면 대상 환자군이 동일해 보이지만, 부작용 양상이 서로 다른 만큼 대상 환자군이 다르다. 아비라테론은 부작용을 예방하기 위해 스테로이드(프레드니솔론)를 병용하기 때문에, 조절되지 않는 고혈압이나 당뇨병이 있는 환자, 근골격계 이상이 있는 환자, 면역 기능이 저하된 환자, 간장애 환자 등에서는 자이티가를 쓸 수 없다. 이런 면에 있어 다롤루타마이드는 부작용이 획기적으로 적을 것으로 예상되어 환자의 삶의 질을 저하시키지 않으면서 동일한 치료 효과를 보일 경우, 해당 약제의 사용이 증가할 수도 있을 것으로 생각된다.

엔잘루타마이드와 아비라테론의 문제는 너무 비싼 가격인데, 얼마 전부터 항암화학 치료에 실패한 거세저항성 전립선암에 한하여 두 약제 모두 보험 적용을 받을 수 있게 되었다. 빠른 시일 내로 항암화학 치료를 받지 않은 거세저항성 전립선암 환자들도 보험 혜택을 받을 수 있기를 희망한다.

◉ 아팔루타마이드

아팔루타마이드Apalutamide는 2018년 2월 미국 식품의약국으로부터 비전이성 거세저항성 전립선암 치료제로 승인된 안드로겐 수용체 억제제다. 필자가 운영위원으로 참여한 임상연구 TITAN은, 전이성 거세민감성 전립선암 환자에서 아팔루타마이드의 임상적 효과를 알아보기 위해 시행된 무작위, 다국가, 임상 3상 연구였다. 연구 결과, 아팔루타마이드를 투여받은 환자들이 대조군인 위약을 투여받은 환자들에 비해 무진행 생존율 및 전체 생존율 모두가 우수한 것으로 나타났다.

과거 전이성 전립선암의 예후가 대부분 좋지 못했던 것은, 병이 진행되어 거세저항성 상태가 될 때까지 LHRH 작용제 외에 마땅한 치료제가 없었기 때문이다. 하지만 이번 임상연구를 통해, 거세민감성 전립선암에서도 안드로겐 수용체 억제제를 병용함으로써 병의 진행을 늦추고 생존을 늘릴 수 있음을 입증한 것이다. 이번 연구 결과는 2019년 5월 세계 최고 권위의 학술지 〈New England Journal of Medicine〉에 게재되었다.

이처럼 각 전립선암 진행 단계별로 신약 개발을 위한 임상연구가 전 세계적으로 치열하게 진행되고 있다. 위와 같은 임상연구에 참여하면 잠재적으로 우수한 약물을 누구보다 빨리 사용할 수 있다는 게 장점이다. 따라서 마땅한 치료 방법이 없는 경우, 적합한 임상연구에 참여하는 것도 최선의 치료가 될 수 있겠다.

The NEW ENGLAND JOURNAL *of* MEDICINE

ORIGINAL ARTICLE

Apalutamide for Metastatic, Castration-Sensitive Prostate Cancer

Kim N. Chi, M.D., Neeraj Agarwal, M.D., Anders Bjartell, M.D.,
Byung Ha Chung, M.D., Andrea J. Pereira de Santana Gomes, M.D.,
Robert Given, M.D., Alvaro Juárez Soto, M.D., Axel S. Merseburger, M.D.,
Mustafa Özgüroğlu, M.D., Hirotsugu Uemura, M.D., Dingwei Ye, M.D.,
Kris Deprince, M.D., Vahid Naini, Pharm.D., Jinhui Li, Ph.D., Shinta Cheng, M.D.,
Margaret K. Yu, M.D., Ke Zhang, Ph.D., Julie S. Larsen, Pharm.D.,
Sharon McCarthy, B.Pharm., and Simon Chowdhury, M.D.,
for the TITAN Investigators*

ABSTRACT

BACKGROUND

Apalutamide is an inhibitor of the ligand-binding domain of the androgen receptor. Whether the addition of apalutamide to androgen-deprivation therapy (ADT) would prolong radiographic progression–free survival and overall survival as compared with placebo plus ADT among patients with metastatic, castration-sensitive prostate cancer has not been determined.

METHODS

In this double-blind, phase 3 trial, we randomly assigned patients with metastatic, castration-sensitive prostate cancer to receive apalutamide (240 mg per day) or placebo, added to ADT. Previous treatment for localized disease and previous docetaxel therapy were allowed. The primary end points were radiographic progression–free survival and overall survival.

RESULTS

A total of 525 patients were assigned to receive apalutamide plus ADT and 527 to receive placebo plus ADT. The median age was 68 years. A total of 16.4% of the patients had undergone prostatectomy or received radiotherapy for localized disease, and 10.7% had received previous docetaxel therapy; 62.7% had high-volume disease, and 37.3% had low-volume disease. At the first interim analysis, with a median of 22.7 months of follow-up, the percentage of patients with radiographic progression–free survival at 24 months was 68.2% in the apalutamide group and 47.5% in the placebo group (hazard ratio for radiographic progression or death, 0.48; 95% confidence interval [CI], 0.39 to 0.60; P<0.001). Overall survival at 24 months was also greater with apalutamide than with placebo (82.4% in the apalutamide group vs. 73.5% in the placebo group; hazard ratio for death, 0.67; 95% CI, 0.51 to 0.89; P=0.005). The frequency of grade 3 or 4 adverse events was 42.2% in the apalutamide group and 40.8% in the placebo group; rash was more common in the apalutamide group.

CONCLUSIONS

In this trial involving patients with metastatic, castration-sensitive prostate cancer, overall survival and radiographic progression–free survival were significantly longer with the addition of apalutamide to ADT than with placebo plus ADT, and the side-effect profile did not differ substantially between the two groups. (Funded by Janssen Research and Development; TITAN ClinicalTrials.gov number, NCT02489318.)

From BC Cancer and Vancouver Prostate Centre, Vancouver, Canada (K.N.C.); Huntsman Cancer Institute, University of Utah, Salt Lake City (N.A.); Skåne University Hospital, Lund University, Malmö, Sweden (A.B.); Yonsei University College of Medicine and Gangnam Severance Hospital, Seoul, South Korea (B.H.C.); Liga Norte Riograndense Contra o Câncer, Natal, Brazil (A.J.P.S.G.); Urology of Virginia, Eastern Virginia Medical School, Norfolk (R.G.); Hospital Universitario de Jerez de la Frontera, Cadiz, Spain (A.J.S.); University Hospital Schleswig-Holstein, Campus Lübeck, Lübeck, Germany (A.S.M.); Istanbul University–Cerrahpaşa, Cerrahpaşa School of Medicine, Istanbul, Turkey (M.O.); Kindai University Hospital Faculty of Medicine, Osaka, Japan (H.U.); Fudan University Shanghai Cancer Center, Shanghai, China (D.Y.); Janssen Research and Development, Beerse, Belgium (K.D.); Janssen Research and Development, San Diego (V.N., J.L., K.Z.), and Janssen Research and Development, Los Angeles (M.K.Y., J.S.L.) — both in California; Janssen Research and Development, Raritan, NJ (S. Cheng, S.M.); and Guy's, King's, and St. Thomas' Hospitals and the Sarah Cannon Research Institute, London (S. Chowdhury). Address reprint requests to Dr. Chi at BC Cancer and Vancouver Prostate Centre, Vancouver Centre, 600 W. 10th Ave., Vancouver, BC V5Z 1L3, Canada, or at kchi@bccancer.bc.ca.

*A complete list of investigators in the TITAN trial is provided in the Supplementary Appendix, available at NEJM.org.

This article was published on May 31, 2019, at NEJM.org.

DOI: 10.1056/NEJMoa1903307
Copyright © 2019 Massachusetts Medical Society.

학술지 〈New England Journal of Medicine〉에 실린 논문 표지

뼈 전이를 막을 수 있을까?

전이성 전립선암 환자 중 90%는 뼈로 전이가 이루어진다. 많은 경우 뼈에서만 단독으로 발생하기도 한다. 또한 암은 뼈 조직의 성장 과정에 많은 변화를 초래한다.

● 뼈–표적화 치료

전립선암은 뼈의 성장 과정에 관여하며 많은 변화를 초래한다. 뼈에 침투한 전립선암은 조골세포와 파골세포에 각기 상반된 영향을 끼친다. 뼈를 두껍게 만들고 밀도를 높이는 조골세포는 전립선암에서 특히 과잉 활동을 하게 된다. 즉, 뼈 전이가 되면 골밀도가 매우

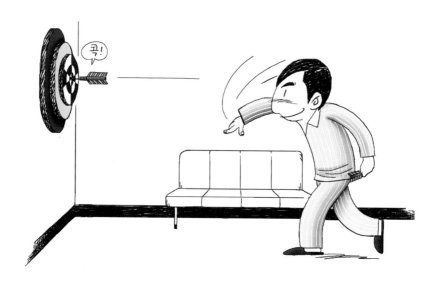

높아지며 콘크리트처럼 단단해진다. 이러한 현상을 조골세포 전이라고 부른다. 파골세포는 뼈의 두꺼운 부분을 용해시킴으로써 계속해서 모양을 바꾸거나 변형시킨다. 파골세포 전이의 경우, 뼈는 매우 얇고 잘 부러지게 된다.

전립선암에서 뼈의 전이된 부위는 치료 과정, 특히 호르몬 치료에 영향을 받는다. 남성호르몬이 제거되면 파골 능력이 향상된다. 호르몬 치료가 전립선 암세포를 죽이긴 하지만 뼈는 더욱 약화되고 골절되기 쉬운 상태가 되는 것이다.

특히 전립선암은 뼈 전이가 잘 되기 때문에, 뼈 표적화 치료가 필요하다. 전립선 암세포가 유독 뼈를 좋아하는 이유가 있다면 그 매력을 제거함으로써 전이를 막을 수도 있을 것이다. 뼈 전이에 있어서는 수많은 기전이 존재하기 때문에, 다양한 접근법 역시 연구 중에 있다.

● 뼈를 보호하려면

비스포스포네이트는 호르몬 치료를 받고 있는 고위험군 환자에서 골다공증을 막기 위해 뼈를 강화하는 방법으로 사용된다. 이 비스포스포네이트 계열의 약물들은 파골세포에도 작용한다. 조메타Zometa는 그중 한 가지 약물로 뼈 통증의 발생 빈도를 낮추고, 뼈 통증으로 방사선 치료를 받아야 하는 상황을 감소시키며, 골절과 척추 합병증을 줄여준다. 또한 뼈에서 미네랄이 감소하는 골감소증의 발생률도

낮춰준다.

조메타는 비교적 안전하지만 하루 정도는 독감과 유사한 몸살과 근육통 등의 증상이 지속될 수 있다. 또한 적혈구 수치를 약간 감소시킬 수 있고, 신장 기능도 약간 변화시킬 수 있다. 만약 조메타를 복용 중이라면 주기적인 혈액검사를 통해 혈구 수치와 신장 기능 수치를 확인해야 한다. 조메타는 하루에 1,000mg의 칼슘과 400IU의 비타민D와 함께 복용한다.

한편 2011년 미국 FDA에 승인을 받은 데노수맙denosumab(엑스지바)은 호르몬 치료를 받고 있는 환자에게 골파괴 및 골절을 예방하고, 골감소증을 완화시키는 데에 효용성이 있다.

이러한 이유로, 지속적으로 호르몬 치료가 필요한 뼈 전이성 거세저항성 전립선암 환자에게 데노수맙, 조메타는 뼈와 관련된 질환으로 인한 합병증을 줄이기 위해 권고하고 있다.

전립선암의 재발 가능성을 미리 알 수 있을까?

전립선암에 걸린 환자들 중 많은 수의 환자는 근치적 전립선 절제술로 완치된다. 그러나 불행히도 많게는 3분의 1에서 재발하며, 이들 중 다수가 전이에 의한 증상으로 고통받다가 결국 사망에 이르게 된다.

● 재발 위험이 높은 유형

과거 항암화학 치료는 다른 모든 방법들을 써보고 나서 마지막 수단으로서만 사용해왔다. 통증이 심하거나 몸이 많이 쇠약해진 경우, 또는 체중 감소로 고용량의 약물을 견디기 어려운 경우 등 상태가 안 좋은 환자들에게만 항암화학 치료를 하는 것으로 여겨졌다. 그러나 최근에는 항암화학 치료의 역할이 많이 바뀌었다.

최근 개발되고 있는 약물들은 과거의 약물들에 의한 파괴적인 '대규모 초토화 작전'보다는 부작용이 훨씬 적고 표적화가 잘 되어 있다. 이는 주전선수인 1군(근치적 전립선 절제술과 방사선 치료)과 2군(호르몬 치료)이 실패할 때까지 벤치를 지키는 후보였던 항암화학 치료가 그 어느 때보다도 빨리 경기에 투입될 수 있음을 의미한다.

이제 의사들은 어떤 환자들에서 수술 후 암이 재발할 가능성이 높은지 예측할 수 있게 되었다. 전립선암 재발 예측 인자들은 아래와 같다.

① 정낭 침범
② 절제면 양성 여부
③ 글리슨 점수가 7 초과
④ 수술 전에 PSA 수치가 매우 높거나 수술 전 1년 동안 PSA 수치가 2ng/ml 이상 증가

유방암이나 대장암을 치료하는 의사들은 재발 위험이 높은 환자들에서 보조요법으로 수술 직후 항암화학 치료를 시작하는데, 이렇게 함으로써 암이 전이되는 시기를 늦출 수 있고 심지어 생존율을 연장시킬 수 있다는 사실을 밝혀냈다.

최근에는 높은 위험률을 가진 전립선암 환자에게 보조요법을 시행해 전립선암의 재발을 지연시킬 수 있는지 확인하기 위한 대규모 연구가 진행 중이다.

● 식습관 개선이 우선

전립선암의 진행을 늦추기 위해 식습관을 바꾸는 것이 얼마나 도움이 될지는 아직까지 정확히 알 수 없다. 분명한 것은 식이를 통해 이미 생긴 암을 없애지는 못하겠지만 약간의 도움이 될 수는 있다는 점이다. 지방의 섭취를 줄이고, 콩의 섭취를 늘리되 너무 빠른 시간에 체중이 많이 빠지지 않도록 주의해야 한다. 체중을 급격하게 10% 가까이 줄이는 것은 우리 몸의 자기 방어기전인 면역체계의 손상을 가져와 암세포의 진행을 막는 억제 기능을 방해할 수 있다.

통증과 합병증에서 벗어나자

심각한 통증은 환자의 삶의 질을 급속히 악화시킨다. 이때에는 방사선 치료를 포함한 적극적인 대응을 통해 환자의 통증을 효과적으로 제어하거나 골절의 위험성을 낮추기 위한 조치를 취할 수도 있다. 절대 포기하지 말고 적절한 대응을 생각해야 한다. '희망'이란 두 글자를 배에 싣고, '노력'이란 두 글자로 노를 저어, '실패'라는 두 글자가 앞을 가려도, '인내'라는 두 글자로 헤쳐나가며, '완치'라는 두 글자가 나타날 때까지, 절대 포기하지 말자.

통증을 없애기 위한 치료

환자의 삶의 질을 개선시키기 위해서 통증이나 요로 폐색을 완화시키는 약물이나 시술 등 증상을 완화시켜줄 수 있는 모든 치료를 적극적으로 취할 필요가 있다.

통증 없이 치료받을 수 있을까?

통증은 삶의 질과 매우 밀접하게 연관된다. 통증을 겪는 사람들은 식욕이 떨어지고 체중이 감소한다. 때로는 우울증에 빠지기도 한다. 어떤 경우에는 일상적인 활동이 힘들며, 몸져누워 있을 정도로 심한 통증을 겪기도 한다.

이런 환자들에게는 적극적인 통증 치료가 필요하다. 적극적인 통증 관리를 하면 환자가 보다 강해지고 잘 먹을 수 있게 되어 추후 치료에 필요한 에너지를 비축할 수 있다. 또한 통증을 관리하는 것은 환자로서 마땅히 누려야 할 권리와도 같다.

◉ 무조건 참아서는 안 된다

사실 너무나 많은 전립선암 환자들이 몹시 고통스러운 통증을 견디고 있다. 연구 결과 평균적으로 72%의 환자들이 통증을 겪고 있는 것으로 밝혀졌다. 201명의 전립선암 환자들을 대상으로 한 연구에서 47%가 진통제를 복용하고 있음에도 중등도에서 극심한 통증까지 느끼고 있는 것으로 밝혀졌다.

병이 진행됨에 따라 전립선암은 큰 고통을 준다. 특히 뼈나 척추로 전이가 일어나면 그때의 고통은 매우 심각하다. 만일 진통제를 복용하고 있음에도 불구하고 환자가 극심한 통증을 느낀다면 이는 진통제의 효과가 없기 때문이 아니라, 환자가 편안함을 느낄 수 있을 만큼 충분한 용량을 처방하지 않았기 때문이다.

환자들은 진통제에 중독되지 않을까 염려를 하고, 의사들은 진통제의 부작용에 대해서 우려한다. 그러나 통증이 극심한 전이성 전립선암 환자들에게는 통증을 줄이는 진통제가 절실히 필요하다.

전립선암을 겪고 있는 환자와 그의 가족들이 극심한 통증을 그대로 감수할 필요는 없다. 통증을 줄이기 위한 약들을 복용함으로써 궁극적으로는 환자가 통증 없는 삶을 살 수 있도록 하여 환자의 존엄성을 유지하는 것이 중요하기 때문이다.

◉ 진통제 복용 시 유의점

통증은 그 정도와 종류에 따라 달리 치료한다. 가장 가벼운 통증은 아스피린이나 아세트아미노펜(타이레놀), 혹은 이부프로펜 계열의 약제 등에 반응한다. 그 다음은 아편계 진통제로 코데인 등을 사용해볼 수 있다.

이 약들은 효과가 약하지만 중등도의 통증을 경감시키기에는 충분하다. 통증을 완화시키는 데 있어 진통 효과의 가장 상위 단계에 있는 모르핀과 같은 강력한 진통제는 용량을 늘리면 진통 효과는 높아지지만 그에 따른 부작용도 증가한다.

일반적으로 진통제로 분류되지 않는 다른 약들, 특히 코르티코스테로이드는 염증을 감소시키고 척추의 통증을 완화하는 데 도움을 주는 것으로 밝혀졌다. 코르티코스테로이드를 고용량 투여할 경우, 암세포에서 생산하는 통증 유발 물질을 방해하는 작용을 한다. 그러나 종창이나 출혈, 궤양, 근력 저하와 감정의 변화 등 부작용 때문에 장기간 고농도의 스테로이드를 복용해서는 안 된다는 단점이 있다.

환자는 자신에게 맞는 진통제가 있는지 의사와 상의해야 한다. 또한 알약으로 먹을 것인지, 관장제인지, 물약인지, 피부에 붙이는 방식인지 등 약을 복용하는 방식에 있어서도 확실히 논의를 해야 한다.

● 통증을 감소시키는 약들

가벼운 통증을 호소하는 환자들은 처방전 없이도 즉시 구할 수 있는 아스피린, 아세트아미노펜(타이레놀과 다트릴), 이부프로펜 계열의 약제를 복용할 수 있다. 이외에 처방전이 필요한 진통제 중에는 디플

루니살(돌로비드), 콜린 마그네슘 트리살리실레이트(트리실레이트), 살살레이트(다이살시드), 나프록센(나프로신), 나프록센 소듐(아나프록스), 인도메타신(인도신), 술린닥(클리노릴), 케토롤락(토라돌) 등이 있다.

중등도에서 심한 통증이 있는 환자를 위한 약으로는 펜타닐(두라제식), 프로폭시펜(다본, 다보셋), 코데인(코데인이 포함된 타이레놀), 옥시코돈(타이록스, 퍼코셋, 퍼코단), 메페리딘(데메롤), 메사돈(돌로핀), 하이드로모폰(디로디드), 모르핀(록사놀) 등이 있다.

특수한 부위의 통증을 없애려면?

얼마 전까지만 해도 여러 개의 뼈로 전이된 전립선암의 통증을 경감시키기 위해, 몸의 절반을 방사선으로 조사하는 치료hemibody irradiation가 사용되었다. 그러나 이 치료는 때로 골수 내의 혈액을 만드는 세포들을 파괴하고, 신체의 면역계를 손상시켜 합병증을 유발한다.

◉ 국소 초점방사
몸의 절반을 방사선으로 조사하는 치료는 몸의 넓은 영역에 상대적으로 많은 양의 방사선을 쪼여주는 방식으로, 여러 가지 합병증을 유발하기 때문에 최근에는 국소 부위의 통증은 해당 신체 부위만 집

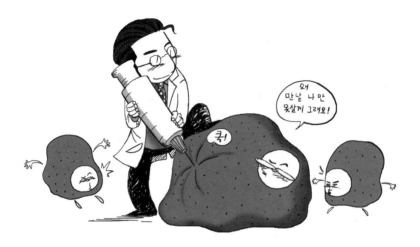

중적으로 치료하는 방식으로 개선되었다.

초점방사focal radiation는 말 그대로 뼈에 전이가 일어나 통증이 있는 부분에만 외부 방사선을 국소적으로 쪼여주는 것을 말한다. 이 방법은 뼈에 새로운 전이가 일어나는 것을 막아주지는 못하지만, 일반적으로 치료 부위의 통증을 경감시키는 효과가 있다.

초점방사법을 통해 통증이 줄어드는 데에는 일반적으로 수개월의 시간이 필요하며 척수의 압박을 받을 수 있다. 최근 연구에서, 초점방사를 한 환자 중 55%에서 통증이 완전히 사라졌으며, 33%는 부분적으로 경감되었고, 초점방사에 반응이 거의 없거나 전혀 없는 환자는 12%에 불과했다.

통증도 조기 진단으로 막을 수 있을까?

암이 전이되면 극심한 통증을 유발할 뿐 아니라, 척수 압박과 병적 골절이라는 끔찍한 후유증을 초래하게 된다.

● 척수 압박의 신호

척수 압박이란 암이 척수까지 침범하여 척수의 일부분이 주저앉아 주변 신경들을 압박하는 것을 말한다. 전이된 전립선암 환자의 3분의 1 정도는 척수 압박의 위험이 있다. 만일 다리에 힘이 빠지거나 발가락부터 감각이 없어지거나 따끔거리는 느낌으로 시작되는 감각의 소실, 보행곤란, 변비 혹은 소변 저류 등과 같은 증상이 있고 극심한 통증이 생긴다면, 척수 압박 가능성이 있으니 즉시 MRI를 찍어봐야 한다. MRI 검사는 척수를 매우 자세히 볼 수 있으며 척수 압박의 신호를 조기에 발견할 수 있어 진단에 필수적인 검진이다.

척수를 둘러싼 경질막을 침범하는 암이 MRI에서 확인된다면, 척수 압박이 곧 일어날 가능성이 있다. 이를 경질막외 압박extradural compression이라고 한다. 경질막외 압박은 응급을 요하는 아주 심각한 문제로, 적극적이고 즉각적인 치료를 해야 한다. 척수 압박은 가능한 일찍 치료를 시작하는 것이 효과적이다.

척수 압박은 심각한 후유증을 남길 수 있기 때문에, MRI 소견상 척수 압박이 곧 발생할 위험이 있다고 판단되면, 즉각적인 고농도스테로이드 요법을 사용한다. 그런 다음 환자의 반응에 따라 추가적으로 방사선 치료 또는 척추 감압술을 통해 암이 척수를 누르는 것을 완화시키는 치료를 시행한다.

과거에는 척수 압박이 발생한 경우, 1차적으로 스테로이드 치료에 이어 방사선 치료가 권고되었다. 하지만 최근 연구 결과에 의하면 척추 병변이 한 군데이고, 48시간 이내에 하지마비가 발생한 경우 척추 감압술을 시행하는 것이 방사선 치료에 비해 더 좋은 결과를 보여주었다.

척수 압박은 전립선암 환자를 불쾌하게 만드는 여러 부작용 중 하나로 마비가 오고, 장과 방광의 기능이 망가지는 등 삶의 질을 매우 떨어뜨린다. 더 심각한 것은 척수 압박으로 인해 환자가 다른 사람의 도움 없이 움직이는 것이 불가능하게 되며, 이로 인해 삶의 존엄성마저 위협받게 된다는 점이다.

위에서 언급한 증상 중 하나라도 느껴진다면, 즉시 의사에게 알려야 한다. 얼마나 빨리 증상을 알아차리고 치료에 임하느냐에 따라 앞으로 환자 혼자서 걸어 다닐 수 있을지, 그렇지 않을지가 결정된다.

◉ 병적 골절에 취약한 부위

암이 뼈로 전이되면, 뼈가 약해진다. 따라서 전이된 전립선암 환자들은 뼈가 부러지기 쉬운 상태가 된다. 이러한 병적 골절에 가장 취약한 곳은 바로 엉덩이와 넓적다리 등 체중이 많이 실리는 부위들이다.

　때에 따라 엉덩이뼈를 강화시키기 위해 핀을 집어넣는 등 골절 위험이 있는 뼈를 보호하기 위한 조치를 취하기도 한다. 특히 이러한 조치들은 암이 뼈의 바깥 표면 절반 이상을 침범할 정도로 넓게 퍼졌을 때 필요한 적절한 조치다.

합병증에 대처하는 법

여기서 말하는 합병증은 암 자체로 인한 합병증일 수도 있고, 암을 치료하기 위해 복용하는 약물 때문일 수도 있다. 어떤 경우든지 환자들은 여러 가지 부작용 중 일부를 경험하게 된다.

치료에 따른 부작용과 합병증은?

일반적으로 암환자들은 그것이 어떤 종류의 암이든지 피로함을 느끼게 마련이다. 피로는 수치로 정확히 측정하기 힘들고 확인하기도 어렵지만 심각한 부작용을 야기할 수 있다. 그렇다고 무작정 감수하고만 살 수는 없다. 최근에는 각각의 부작용에 대처하는 의술이나 의학이 발전해서 어렵지 않게 극복할 수 있다.

● 요 폐색과 변비
소변 줄기가 가늘어지고, 소변을 보기가 힘들고, 소변을 보기 위해서는 힘을 줘야 하는 등의 증상이 나타나면 암이 요로를 막을 정도로 커진 것을 의미한다. 이런 증세와 더불어 소변을 멈추기가 어렵고, 소변을 본 후에도 몇 방울씩 떨어지고, 방광을 완전히 비우기 힘들거나 소변을 전혀 볼 수 없는 증상 중 일부를 경험한다면 경요도 전립선 절제술이나 스텐트 등의 여러 가지 시술로 치료할 수 있다.

통증과 소화관을 진정시키는 모르핀 같은 강력한 진통제를 복용하는 환자들에게는 변비가 생긴다. 따라서 아편계 진통제를 처방할 때 어떤 의사들은 약한 설사제나 배변 완화제를 함께 처방하기도 한다. 배변을 매일 볼 필요는 없지만 이틀이나 사흘에 한 번씩은 봐야 하므로 배변 시 불편이 느껴지면 즉시 의사에게 알리도록 한다.

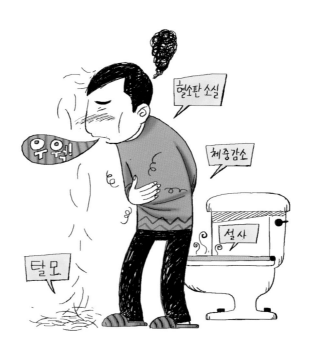

◉ 피로감과 체중 감소

환자가 피로하게 되면, 물건을 잘 잃어버리고, 쉽게 짜증을 내거나 감정의 기복이 심해지고, 무기력해지고, 실수를 많이 한다. 이 밖에도 피로감은 예상외의 형태로 다양하게 나타나는데 건강한 사람이 느끼는 피로감과는 다르다. 암 환자의 피곤 증세는 환자의 기능 수행 능력을 떨어뜨리고 가족이나 주변 사람들을 힘들게 한다. 따라서 환자가 자신의 상태를 정확히 인식하고 이에 적응하기 위해서는 다른 환자들과 대화를 하거나 의사와의 상담이 꼭 필요하다.

암에 걸린 환자가 갑자기 체중이 빠지면 힘을 잃게 되고 더불어 암과 싸울 기력도 잃게 된다. 만약 식욕이 없어 음식 섭취에 어려움을 느낀다면, 영양가가 높은 가벼운 식사를 낮 동안에 조금씩 자주 하는 것이 좋다. 음료수를 마시더라도 열량이 높은 것을 마시고 그조차 어렵다면 칼로리가 풍부한 영양 보충액을 마신다.

심각하게 체중이 감소한다면, 위절제관을 삽입하여 필요한 영양을 액체 형태로 환자의 상부 소화관으로 직접 공급하게 된다. 이 관은 아무런 통증 없이 음식물을 위까지 전달한다. 위절제관은 환자의 식욕이 다시 돌아와 더 이상 필요가 없을 때 제거하면 된다.

◉ 구역과 구토

여러 가지 항암화학 치료 약물에 의해 생기는 부작용으로, 많은 환자들이 가장 힘들어하는 것이 바로 구역과 구토 증세다. 특히 구역감은 구토보다 훨씬 더 심하게 환자를 괴롭힌다. 구역감으로 인해 환자는 식사를 제대로 할 수 없게 되고, 몸은 점점 쇠약해진다.

구역과 구토를 치료하는 구토 억제제에는 여러 종류가 있고 환자마다 효과가 다르기 때문에 환자 개인에게 맞는 처방이 필요하다. 먹는 게 힘이 들더라도 환자는 음료와 음식물을 넘기기 위해 계속 노력해야 한다. 그래야만 탈수 증상에 빠지지 않고, 응급실이나 외래주사실에서 정맥으로 수액을 맞으며 누워 있는 상황을 피할 수 있다. 음식 냄새 때문에 괴롭다면, 음식을 차갑게 먹거나 실온 상태로 섭취하는 것이 좋다. 튀기거나 기름진 음식은 위에 부담을 주므로 가급적 섭취를 삼가는 게 좋다. 음식을 다 먹은 후에는 적어도 2시간 동안은 바로 눕지 않는 게 좋다.

● 혈구세포와 혈소판의 소실

항암화학 치료는 골수에 있는 세포들을 파괴할 수 있다. 골수세포는 신체가 감염과 싸우는 데 있어 중요한 역할을 담당하는 백혈구를 생산한다. 그렇기 때문에 항암화학 치료로 인해 골수세포들이 손상받는 것은 몸에 해롭다. 백혈구 수치가 떨어지면 항생제 처방이 필요할 수도 있고 심할 경우 잠시 입원을 해야 한다. 백혈구 수치가 너무 많이 떨어지면 항암화학 치료를 중단하거나 약의 용량을 줄여야 할 수도 있다.

만일 환자의 백혈구 수치가 낮다면 사람들이 많은 곳이나 특히 다른 아픈 환자들로부터 멀리 떨어져 지내야 한다. 또한 칼에 베이거나 날카로운 것에 상처를 입지 않도록 주의해야 한다. 개방 상처는 감염의 통로이기 때문이다. 아프거나 열감이 있다면 반드시 체온을 측정해 체온이 38.2℃를 넘지 않는지 확인해야 하고, 기침이나 오한, 발적이나 부종이 생기면 즉시 담당 의사에게 알려야 한다.

적혈구 수치가 낮다면 힘이 들고, 숨이 가빠지고, 피곤하고, 어지럽다고 느끼거나 심박수가 빨라진다. 이때 적혈구 수치를 늘리는 데 도움이 되는 에리스로포이에틴erythropoietin; EPO 같은 약물을 처방받는다. 만일 환자의 적혈구 수치가 너무 낮다면 수혈을 할 수도 있다.

몸 안에서 출혈과 관련된 문제가 생겼다면 혈소판 수치가 낮아진다. 갑작스러운 두통이나 관절 또는 허리 부위 통증을 느끼거나 어지러움을 느낀다면 의사에게 연락해야 한다.

◉ 탈모와 설사

탈모는 일부 항암화학 치료 약물에서 일어나는 또 다른 부작용으로, 머리카락뿐만 아니라 신체 전반에 걸쳐 탈모가 일어날 수 있다. 탈모는 대부분 일시적인 문제로 치료가 끝나면 다시 자라난다.

또한 일부 항암화학 치료 약물은 장에 분포하는 세포들에 영향을 미쳐 설사를 유발한다. 하지만 설사를 멈추게 하거나 느리게 하는 데 도움을 주는 많은 약제들이 있으므로 증상이 있는 경우 약물을 복용하기 전에 반드시 의사와 상의해야 한다.

설사를 하는 동안 잃어버린 체액을 보충하기 위해 음료를 많이 마시고, 탈수 증세를 막기 위해 전해질이 포함된 음료를 마신다. 유제품은 설사를 더욱 악화시킬 수 있으므로 삼가야 한다.

● 구내염

일부 항암화학 치료 약물들에 의해 일시적으로 생길 수 있는 증상 중 하나로 구내염이 있다. 입안과 목의 궤양은 통증과 감염을 유발한다. 또한 먹거나 마시기 힘들 수도 있다. 이때는 입과 목을 보호하기 위해 부드러운 칫솔을 사용하고, 아이스크림이나 푸딩, 젤리 같

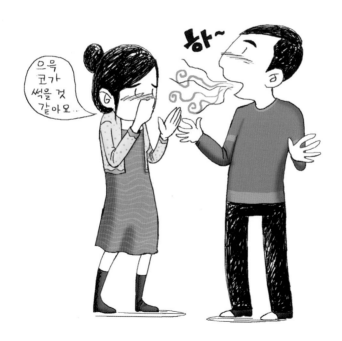

이 부드럽고 목과 입을 진정시켜 주는 음식을 섭취하는 것이 좋다. 얼음 덩어리나 아이스캔디를 입에 물고 있는 것도 도움이 된다. 물과 소다, 소금을 혼합하여 양치질을 하는 것이 좋고, 의사와 상의하여 의료용 구강청결제를 사용하기도 한다.

환자가 안정을 찾도록 돕는 방법은?

생활 습관을 바꾸거나 신앙을 갖거나, 기도나 명상을 통해 마음의 안정을 찾는 것은 병을 바라보는 개인의 시각을 변화시킬 수 있다. 이처럼 대체의학은 병의 직접적인 치료보다는 환자가 자신의 상태에 보다 잘 적응할 수 있게 돕는 데 의미가 있다.

● 심신을 안정시키는 대체요법

때에 따라 환자들은 의학적 형태에서 벗어난 치료로 효과를 보기도 한다. 그러한 방법들로 침, 심호흡, 아로마 요법, 이완 요법, 마사지 요법, 바이오 피드백, 최면, 요가, 웃음 치료 등이 있다. 이들 중 어떤 치료를 시작하든지 환자는 담당 의사와 먼저 상의를 해야 한다.

이런 대체요법들은 혈압을 낮추고, 동맥을 정화시키고, 스트레스 호르몬을 감소시키며, 심장의 박동 속도를 늦추고, 진통을 느끼게 하는 신호를 차단하고, 면역계를 항진시키고, 자연적인 진통제인 엔

돌핀을 분비하게 하고, 혈액순환을 개선시킬 수 있다고 말한다. 이 치료법들이 우리 몸에 해롭지는 않다. 이런 치료에서 얻을 수 있는 이득, 특히 심혈관계에 미치는 영향은 환자의 삶의 질을 보다 개선시킬 수 있다.

● 식습관 개선

전립선암을 예방하기 위한 식단이 진행성 전립선암에도 효과가 있는지는 정확히 말할 수 없다. 식습관을 바꾸면 전립선암의 경과를 늦추거나 암을 조절할 수 있을 것으로 보이지만 이는 아직 확실하지 않을 뿐더러, 다른 사람에게 맞는 방법이 나에게는 아닐 수도 있다.

미국에서 1986년과 1996년 사이에 국소성 전립선암으로 치료받은 1,200명의 환자를 대상으로 식이요법이 치료 후 PSA 수치에 얼마나 영향을 미치는지 연구 조사했다. 이 연구에 의하면 일주일에 두 끼분의 생선과 토마토 소스를 먹은 환자의 경우 PSA 수치가 상승하는 위험도가 20% 감소하였다고 한다. 이를 통해 암 진단을 받은 후의 식이가 전립선암의 임상적인 과정에 영향을 미치고, 생선과 토마토 소스가 병의 진행에 있어 방어적 능력을 제공해준다는 사실을 알게 되었다.

하지만 건강 보조식품이나 약초를 먹는 것이 이미 정착된 암의 진행을 억제하지는 않는다. 식생활과 진행성 전립선암에 대한 영향은 아직 확실한 결론을 얻지 못한 상태다. 어떤 식품이 전립선암에 도

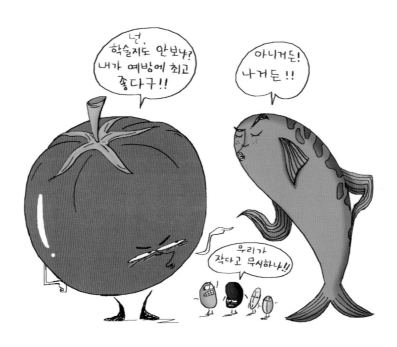

움이 될지 알지는 못하지만, 도움이 되지 않는 식품에 대해서는 좀
더 확실히 말할 수 있다.

붉은 육류와 유제품에 함유된 지방이 전립선 암세포의 성장을 촉
진시킨다는 연구 결과가 있다. 전립선암 환자가 이런 식품들을 섭취
할 경우, 암세포는 이 음식물을 통해 정상 세포보다 더 많은 영양분
을 얻게 된다. 따라서 전립선암이 진행 중인 환자들은 가능하면 붉
은 육류와 유제품을 피하는 게 좋다. 결론적으로, 체중을 너무 많이,
지나치게 빨리 줄이지 않도록 주의하면서 지방의 섭취를 줄이고 콩
의 섭취는 늘리는 식습관의 개선이 요구된다.

대부분 대체의학을 사용하는 환자들의 3분의 2가 담당 의사에게 이야기를 하지 않는다는 연구 결과가 있는데, 이는 바람직하지 않다. 대체의학에 사용되는 식물 추출물 등은 그것이 비록 천연요법일지라도 다른 약물들의 효과를 바꾸어놓을 수도 있고 부작용을 초래할 수도 있다. 만일 음식 섭취에 어려움이 있어 어떤 보충제를 먹어야 한다면, 반드시 의사와 먼저 상의해야 한다.

● 암보다 무서운 우울증 예방

어느 시점에 이르면 암 환자의 4분의 1 정도는 우울증에 시달린다. 이들은 이미 스트레스와 공포, 분노, 걱정을 경험했을 터이고 여러 차례 PSA 결과를 조마조마하게 기다렸을 것이다. 환자들은 고통과 피곤, 불확실성 그리고 암 그 자체와 싸우느라 많이 지친 상태다.

우울증은 정상적인 암 경과의 일부가 아니며 치료될 수 있다. 여기서 말하는 우울증이란 암에 걸렸다는 사실에서 비롯된 정상적인 슬픔 이상의 감정 상태를 말한다. 분명한 것은 우울증을 제때 치료하지 않으면 환자의 수명이 더 짧아질 수도 있다는 사실이다.

슬픔이 사라지지 않고, 잠을 평상 시보다 훨씬 많이 혹은 적게 잔다든지, 아침에 일찍 깨어나서 다시 잠에 들지 못하고, 내내 피로하며, 자신이 무가치하고 소용없는 존재라고 느끼거나, 죽음과 자살에 대해 생각하는 시간이 많다면 의사를 찾아가 상담을 받아야 한다.

우울증에 걸린 대부분의 사람들 모두 성공적으로 치료될 수 있다. 우울증은 생화학적인 불균형 혹은 뇌세포 간의 잘못된 정보 전달에 의한 질병에 지나지 않는다. 이는 개인마다 다르기 때문에 포기하지 말고 의사와 긴밀한 의사소통을 나누도록 한다. 또한 우울증에 걸린 다른 사람들과 이야기를 나눠보는 것도 좋은 해결책이 된다.

◉ 감정적 유대감 강화

대부분의 환자들은 암이 진행되는 과정에서 이루어지는 분자생물학적인 변화를 잘 알지 못한다. 암이 재발하는 이유가 지난번에 받은 항암화학 치료의 영향을 받지 않는 돌연변이 세포에 의한 것임을 아는 환자들도 재발 확률에 대해 생각하는 것은 두려워한다. 환자들은 부정적인 생각마저 암세포의 분열을 초래할까봐 걱정하며, 현재 하고 있는 행동이 암의 진행을 촉진시키는 것은 아닐까 염려한다. 이렇듯 환자들은 피로와 불안, 걱정이라는 악순환 속에 놓여 있다.

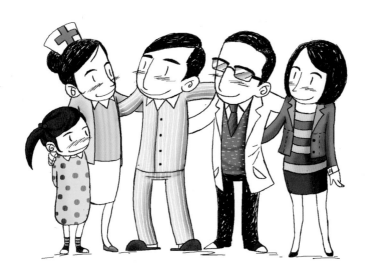

환자들은 마치 자신의 잘못으로 현재의 상황이 발생한 것처럼 자책한다. 때로는 자기 자신이 아닌 다른 누군가를 원망하기도 하고 왜 하필이면 자신이 아파야 하는지에 대해 의문을 품는다. 이렇게 비현실적인 죄책감이나 공평하지 않다는 비난이 병을 더욱 악화시키고 치료를 방해한다.

심호흡을 통해 혈압을 낮추기 위해 노력한다거나 긴장 이완을 위해 정신력을 강화시킨다면 암과의 싸움에 도움이 된다. 많은 연구 결과에서 결혼을 했거나, 가족이나 친구들과 좋은 관계를 맺고 있거나, 신앙을 가진 사람들이 혼자 사는 사람들보다는 암을 더 잘 이겨낸다는 사실이 밝혀졌다. 이는 감정적 유대감 즉, 사랑이 건강에 얼마나 중요한 영향을 미치는지를 잘 보여준다.

06

전립선암,
예방할 수 있다

전립선암의 예방에 있어 좋은 방법은 초식남으로 살면 된다는 우스갯소리가 있다. 그 정도로 육식을 줄이고 섬유질이 풍부한 채소와 생선을 섭취하도록 권장하고, 특히 완두콩 같은 콩류, 항산화 성분이 풍부한 토마토를 익혀서 꾸준히 먹으면 좋기 때문이다. 그러나 전립선암이 걱정되기 시작하는 40대 이후라면 식습관을 바꿔 초식남이 되는 것도 좋지만 매년 정기검진을 받는 것이 최고의 예방법이라 할 수 있다.

조기 발견만이
최선의 예방이다

전립선암은 전신으로 전이되었더라도 호르몬 치료가 효과를 발휘하기 때문에 다른 암에 비해 비교적 치료율이 높은 편이다. 하지만 근본적으로 전립선암을 미리 예방할 수 있는 방법이 적기 때문에 PSA 검사, 직장수지검사, 경직장 전립선 초음파검사 등을 통해 조기에 잠복기의 암을 찾는 것이 매우 중요하다.

전립선암으로부터 자유로우려면?

중국의 덩샤오핑, 미국 대선 후보인 존 케리, 프랑스의 미테랑 전 대통령, 남아프리카공화국의 넬슨 만델라, 일본의 천황 아키히토의 공통점은 무엇일까? 이들은 모두 전립선암을 이겨낸 경험이 있는 사람들이다.

이들이 전립선암과 투쟁해 승리하기까지는 한 가지 공통점이 있다. 모두 조기 검진을 통해 진단되었다는 점이다. 전립선 질환은 일찍 발견만 된다면 비교적 간단한 검진과 치료로 완치될 수 있기 때문이다. 그러나 아무리 진단과 치료가 쉬워도 증상을 잘못 알고 있거나 자가 진단을 제대로 하지 못해 병을 키워 오는 경우가 허다하다.

◉ PSA 검사는 40대부터

50대까지 전립선암이 발견되지 않은 환자 중 많은 수가 비교적 젊은 나이에 전립선암으로 사망한다. 이들 중 대다수는 가족력도 없고 전립선암에 대해 별다른 걱정을 할 필요가 없는 사람들이다. 만약 40대에 질환을 발견했다면 전립선암으로 사망하는 50~64세의 남성 중 대부분은 살았을 수도 있다.

젊은 남성들의 경우 완치 가능한 상태의 질환일 가능성이 높고 치료에 따른 부작용도 훨씬 적다. 게다가 PSA 검사는 젊은 남성들에게서 보다 특이적인 결과를 보인다. 젊은 남성의 경우 전립선비대증이 흔치 않기 때문에 이로 인한 PSA 상승 효과를 배제할 수 있다. 만일 젊은 남성에게서 PSA 수치가 상승했다면 보다 더 정밀한 검사를 통해 전립선암이 자라기 시작했는지 여부를 명확히 알 수 있을 것이다.

◉ PSA 수치 이해하기

전립선암으로부터 살아남을 확률을 높이는 길은 치료하기 쉬운 단계에서 암을 발견하는 것이다. 전립선암을 조기에 발견하는 가장 좋은 길은 정기적인 검진을 하는 것이다. 2차 예방이라고 부르는 이러한 검사들을 통해 완치가 가능한 상태에서 질병을 발견하면 바로 치료에 들어갈 수 있다.

먼저 40세가 되면 직장수지검사와 PSA 검사를 받아야 한다. 이때 측정된 PSA 수치가 0.6ng/ml 이하라면, 5년 후, 즉 45세 때 다시 검사를 받는다. 하지만 40세에 측정한 PSA가 0.6ng/ml 이상이면 2년마다 검진을 받아야 한다. 또한 PSA 수치가 낮더라도 직장수지검사에서 혹이나 단단한 부분이 만져진다면 전립선 조직검사를 받아야 한다. 하지만 만일 직장수지검사가 정상이라도 다음과 같이 PSA 수치가 측정된다면 전립선 조직검사를 고려해야 한다.

① PSA 수치가 2.5ng/ml 이상이면서 40~49세인 남성
② PSA 수치가 3.0ng/ml 이상이면서 50~59세인 남성
③ PSA 수치가 4.0ng/ml 이상이면서 60세 이상인 남성
④ PSA 수치가 위의 경우보다 낮지만 최근 2년 동안 매년 0.2~0.4ng/ml 이상 올라간 경우
⑤ PSA 수치가 4.0ng/ml 이상이지만 매년 0.75ng/ml 이상 증가한 경우

만일 PSA 수치가 2.5ng/ml보다 낮고, 40세에서 49세인 경우나 3.0ng/ml보다 낮고 50세에서 59세 사이일 경우, 4.0ng/ml보다 낮고 60세 이상인 경우에는 다음 직장수지검사나 PSA 검사 때까지 안심할 수 있다.

소 잃기 전에
외양간을 먼저 고쳐라

건강은 건강할 때 지키라는 말이 있다. 병이 발생하기 전에 위험인자를 미리 찾아내 예방하고, 정기적으로 검진을 받아 병을 조기 발견하는 것이 전립선암으로부터 건강을 지키는 최선의 방법이다.

건강한 전립선을 지키는 방법은?

◉ 전립선암을 예방하는 식단

전립선암은 서양, 특히 미국을 비롯한 서방 선진국에서 흔한 암이고, 우리나라를 포함한 아시아 국가에서는 비교적 그 빈도가 낮게 발생한다. 원인은 아마도 환경과 식습관 때문인 것으로 보고 있다.

많은 연구 결과에서 알 수 있듯이 식이요법은 암의 발병을 늦추거나 억제하며, 이미 존재하는 암의 성장속도를 늦추는 데 어느 정도 도움을 준다. 오늘날에는 과학자들이 암을 치료할 수 있는 특정한 물질을 분리하여 특정한 영양소에서 암과 대항할 수 있는 건강식이나 약을 개발하기 위해 노력하고 있다. 그러나 음식에 대한 연구는 상당히 복잡하고 어렵다. 한 가지 음식만 해도 수많은 영양소가 포함되어 있고 그중 어느 영양소가 암을 예방하거나 치료하는 데 도움이 되는지 명확히 파악하기 어렵기 때문이다. 따라서 어떤 특정 영양소만으로 암을 예방하거나 치료하려고 하기보다는 가능한 한 자연 상태 그대로의 영양소를 골고루 섭취하는 것이 중요하다.

미국 암학회에서는 전립선암 예방을 위해 채소류 중심의 건강식을 골고루 섭취하도록 권장하고 있다. 붉은 육류는 지방 함량이 높으므로 섭취량을 줄이고 채소나 과일은 1주일에 5회 이상 섭취할 것을 권고한다. 이러한 식이는 전립선암뿐만 아니라 다른 질환을 예방하는 데도 도움이 된다.

미국인들은 전립선암 예방에 좋다고 알려진 리코펜 성분의 약 80%를 토마토와 토마토 가공식품을 통해 섭취한다. 한 연구에서는 6년 동안 매주 10컵 이상 토마토 주스를 마신 사람은 그렇지 않은 사람에 비해 전립선암에 걸릴 위험이 45%나 낮은 것으로 나타났다. 하지만 쥐를 대상으로 한 연구에서는 리코펜이 전립선암의 발생을 줄

TIP 미국 암학회가 권장하는 전립선암 예방법

1 고지방의 붉은 고기를 피하고 채식 위주의 식단으로 바꾼다.
2 매일 5번 이상 과일과 야채를 섭취한다.
3 빵, 시리얼, 파스타, 쌀, 곡물, 콩 등을 섭취한다.
4 리코펜이 풍부한 토마토(케첩이나 소스처럼 익힌 상태), 붉은 자몽, 수박을 섭취한다.
5 셀레늄과 미네랄 제품을 섭취한다.
6 비타민A는 전립선암 발병을 증가시키므로 주의한다.

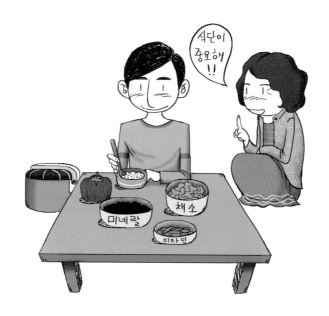

여주는 효과가 없는 것으로 나타나기도 했다. 리코펜의 전립선암 예방 효과를 규명하기 위해서는 더 많은 연구가 이루어져야 할 것이다.

분명한 것은 항생제를 포함한 다른 물질과 달리 리코펜은 전립선에 직접 도달할 수 있으며, 이론적으로는 항암 작용이 가능한 성분이라는 사실이다. 사실 토마토를 많이 먹는다고 해서 해가 될 것은 없다. 가능한 많이 먹되, 흡수를 돕기 위해 익혀 먹는 게 좋다. 그렇다고 토마토만 많이 먹으면 상대적 포만감으로 다른 음식을 제대로 먹지 못하게 된다. 또한, 육류가 좋지 않다는 말을 듣고 고기도 먹지 않으면 영양 부족이 될 수 있다. 따라서 채소류 중심의 건강식을 골고루 섭취하는 것이 건강 상태를 유지하고 전립선암을 예방하는 데 도움이 될 것이다.

그 밖에도 전립선암에 효과가 있다고 알려진 식품으로는 비타민류와 무기질류가 있다. 특히 베타카로틴은 항산화 작용을 해서 세포 손상을 일으킬 수 있는 활성산소로부터 세포를 보호한다. 음식물 내의 베타카로틴은 자연살상세포를 비롯한 면역계의 여러 세포를 활성화해 항암 효과를 나타낸다. 과일이나 채소를 비롯해 당근, 고구마, 시금치 등에 많이 함유되어 있다.

흔히 토코페롤이라 불리는 비타민E는 정상 세포와 적혈구를 만드는 데 중요한 역할을 하며 식물성 기름, 곡물, 녹색 채소, 밀 등에 많다. 미국 국립암연구소가 55세 이상의 전립선암 발병 위험이 높은 남성 3만 명을 대상으로 임상 실험을 한 결과, 비타민E의 섭취가 전립선암 예방에 탁월한 효능이 있었다고 보고했다. 하지만 보다 명확한 전립선암에 대한 비타민E의 예방 효과는 아직 연구 중에 있다.

셀레늄은 사람과 동물에 필수적인 무기질 영양물로, 전 세계의 토양에 분포되어 있다. 셀레늄은 암 발생과 증식을 방지할 수 있는 영양소로 각광을 받고 있으나 연구가 더 필요하며 대량으로 섭취할 경우 독성으로 인한 피해가 있을 수도 있다.

아연은 우리 몸의 장기 중 유난히 전립선에 많이 분포되어 있는데, 전립선염을 막는 데 매우 중요한 역할을 하는 것으로 알려졌다. 실제로 만성 전립선염과 전립선암 환자는 정상인에 비해 전립선 내의 아연이 많이 감소한다고 알려져 있다. 아연은 굴이나 간, 고단백 식품, 곡물 시리얼 등에 많이 함유되어 있다. 하지만 이를 식품보조

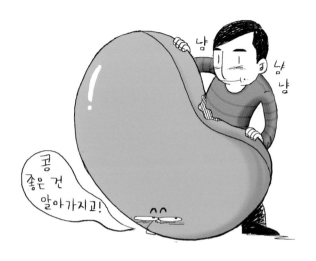

제 형태로 복용했을 때에는 전립선 질환에서 별다른 효과가 없다는 연구 결과도 있다.

또한 통계역학 연구에 따르면 콩을 많이 섭취하는 나라에서 전립 선암으로 인한 사망률이 낮다고 한다. 이는 콩에 들어 있는 식이요 소가 전립선암의 발생에 중요한 역할을 할 가능성이 있음을 의미한 다. 콩에 포함된 이소플라본은 '식물성 에스트로겐'으로 불릴 만큼 매우 안전하며 합병증을 일으킬 가능성 또한 적다.

◉ 전립선을 지키는 생활 습관

가장 좋은 것은 규칙적인 수면을 통해 원기를 회복하는 것이다. 수면 시간이 불규칙하면 피로가 쌓여 면역력이 떨어지게 된다. 따라서 적어도 밤 11시부터는 숙면을 취할 것을 권한다. 숙면은 면역력을 키워주는 글로불린globulin 성분이 몸속에서 분비되도록 해 전립선 질환이 침투하는 것을 어느 정도 예방할 수 있기 때문이다.

운동 역시 빼놓을 수 없다. 매일 30분 이상 빠른 속도로 걷거나 전립선 강화에 효과적인 엉덩이에 바짝 힘을 주는 골반체조를 병행하면 좋다.

스트레스 관리도 중요하다. 스트레스가 생기면 면역력이 떨어진다. 서양인들은 전립선 질환 치료에 명상을 보조요법으로 택한다. 가급적이면 평소에도 명상이나 요가 등으로 심신을 안정시키려 노

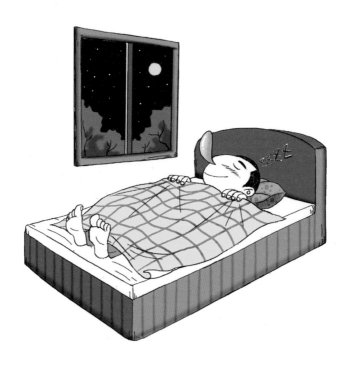

력해야 한다. 또한 스트레스에 효과적으로 대처하는 자신만의 방법을 찾는 것이 필요하다.

● 전립선 질환별 예방법

가족력이 있다면, 특정 전립선 질환에 대한 예방법을 생활화하는 것이 좋다. 전립선비대증은 노화로 인한 호르몬 체계의 불안정으로 전립선 세포의 수와 크기가 증가해 나타나는 질환으로, 아침 저녁 20분씩 온수 좌욕을 하면 어느 정도 도움이 된다.

특히 운전직이나 사무직에 종사하는 남성들은 하루 종일 앉아 있는 탓에 전립선 부위에 압박이 심하다. 이는 전립선 부위의 혈류량을 떨어뜨려 좋지 않은 결과를 가져올 수 있다. 1~2시간마다 반드시 일어나 걸을 것을 권한다.

전립선염은 면역력이 저하될 때마다 재발하는 만큼, 컨디션 관리가 절실한 질환이다. 과도한 스트레스와 과로를 피하고 술, 담배, 커피나 맵고 자극적인 음식을 피한다. 전립선염에 걸렸다면 주 2회 정도 부부생활로 전립선액의 배출을 도와주고, 주 2~3회 병원을 방문해 전립선 마사지를 받는 것도 좋다. 또한 회음부 근육을 이완시키는 운동과 찜질을 병행하는 것이 효과적이다.

전립선 건강을 위한 10대 원칙

1. 소변을 지나치게 참지 말자.

2. 더운 물에 좌욕을 자주 하자.

3. 건전하고 적절한 성생활을 하자.

4. 배뇨장애를 악화시킬 수 있는 약물은 조심해서 복용하자.

5. 일주일에 5번, 하루에 30분 이상 규칙적인 운동을 하자.

6. 과일, 채소, 곡물류를 충분히 섭취하자. 과일과 채소엔
   남성호르몬 억제물질이 많다.

7. 배뇨장애가 발생하거나 혈뇨가 생기면 의사와 상담하자.

8. 과도한 음주, 피로를 피하자.

9. 지방과 칼로리를 제한하자.

10. 50세부터 가급적 해마다 전립선 검사를 받자.

(대한비뇨기과학회 추천)

전립선암 예방 7대 원칙

1. 50대 이상 남성은 1년에 한 번씩 전립선암 검진을 받는다.

2. 가족력이 있다면 40대부터 매년 전립선암 검진을 받는다.

3. 된장, 두부, 청국장 등 콩이 많이 함유된 식품을 섭취한다.

4. 동물성 고지방식을 피한다.

5. 신선한 채소와 과일을 많이 섭취한다.

6. 항산화물질인 리코펜이 풍부한 토마토를 익혀 먹는다.

7. 일주일에 3번 이상, 한 번에 30분 이상 운동한다.

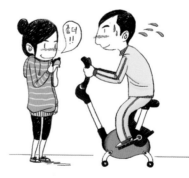

부록

전립선, 이게 궁금해요
국제 전립선 증상 점수표
저자 및 베스트 전립선암팀 소개

전립선, 이게 궁금해요

✚ 전립선암의 위험을 줄일 수 있을까?

Q 저희 아버님은 67세에 전립선암 진단을 받았습니다. 저는 현재 40세인데요. 가족력이 있기 때문에 지금부터 관리를 하려고 합니다. 현재 상태에서 전립선암의 발생 위험을 줄이려면 어떻게 해야 할까요?

A 보통 가족 중 한 명이 비교적 많은 나이에 전립선암 진단을 받은 경우(60~65세 이후), 가족력이 있기 때문에 일반인에 비해 좀 더 젊은 나이에 발병하는 경향이 있습니다. 다시 말해, 전립선암의 가족력이 있다고 해서 일반인에 비해 위험도가 높아지지는 않지만, 만일 발병한다면 일반적인 환자보다는 더 젊은 나이에 발생한다는 뜻입니다.

그렇기 때문에 가족력이 있는 환자의 경우에는 혈중 PSA 수치와 직장수지 검사를 좀 더 빨리, 40세부터 시작할 것을 권합니다. 이때 이상이 없다고 해도 매년 한 번씩은 검진을 받는 게 좋습니다.

✚ 전립선비대증과 전립선암의 관계

Q 전립선비대증이 심해지면 전립선암으로 발전하게 될까요?

A 전립선비대증은 나이가 들면서 호르몬의 균형이 깨지거나 그에 따른 신

경계의 변화로 발생하는 질병으로 전립선암과는 아무 상관없는 각기 다른 부위에 발생하는 질병입니다. 전립선비대증이 있다고 해서 그것이 전립선암으로 발전하는 것은 아닙니다.

다만 전립선비대증의 증상이 전립선암과 비슷하고 초기 증상이 없는 경우가 많으며, 어떤 환자들은 전립선비대증과 전립선암이 같이 존재하는 경우도 있습니다. 따라서 50세 이상의 남성이라면 매년 정기적인 검진을 받아보는 것이 좋습니다.

✚ 비만과 전립선암의 관계

Q 뚱뚱한 사람은 전립선암에 잘 걸린다고 하는데 사실인가요?

A 비만은 전립선암의 발병률을 증가시킬 수 있다고 알려져 있습니다. 그러나 최근에는 발병률 자체를 올리기보다는 전립선암의 진행에 더 많은 영향을 미치는 것으로 알려져 있습니다. 특히 비만한 환자에게서는 전립선암 진단이 늦어질 수 있으며 그에 따라 암세포를 조기에 발견할 수 있는 기회를 놓칠 수가 있습니다. 비만은 수술 후의 합병증도 증가시키므로 평소 체중조절을 꾸준히 하는 것이 중요합니다.

✚ 사정할 때 피가 나옵니다

Q 일주일 전 아내와 성관계를 가졌는데 정액에 피가 섞여 나왔습니다. 제 나이는 65세이고 건강한 편입니다. 전립선암에 걸린 건 아닌지 걱정이 됩니다.

A 정액에 피가 섞여 나오는 것을 혈정액이라고 하는데 혈정액의 원인은 여러 가지가 있습니다. 대부분 염증이나 감염에 의한 것으로 처음 발생한 경

우라면 반드시 비뇨의학과 의사를 찾아가 진찰을 받으셔야 합니다. 만일 혈정액이 있지만 소변검사 시에는 피가 발견되지 않았고 직장수지검사에서 전립선이 정상이면서 PSA 수치가 정상이라면 심각한 이상은 아니라고 할 수 있습니다.

어떤 사람들은 일정 기간이 지나면 자연스럽게 혈정액이 사라지는 경우도 있지만 그렇지 않은 경우라도 치료만 잘 받으면 예후가 좋은 편입니다. 만일 혈정액이 수주 이상 지속되는 경우라면 정낭 낭종이나 전립선암이 원인일 수도 있으므로 반드시 병원을 찾아 정밀검사를 받아봐야 합니다.

✚ 직장수지검사란 무엇인가요?

Q 직장수지검사로 암을 정확히 예측할 수 있나요?

A 직장수지검사는 의사가 직접 항문에 손을 넣어 전립선을 만져보는 것입니다. 이때 덩어리나 비대칭, 비대 등을 확인할 수 있고 조금 불편하긴 하지만 통증은 없습니다. 이 검사로 전립선의 이상 유무를 확인할 수는 있지만 일부 작은 암은 놓칠 수 있고 전립선 하부와 측면만을 검사할 수 있기 때문에 직장수지검사만으로 암을 완벽하게 예측하기는 힘듭니다. 따라서 정확한 결과를 알기 위해서는 PSA 검사와 함께 시행하는 것이 좋습니다.

✚ 젊은 나이에 전립선암에 걸렸다면

Q 저는 현재 41세인데, 최근에 전립선암 진단을 받았습니다. 이렇게 젊은 나이에 전립선암 진단을 받고 보니 눈앞이 캄캄합니다. 무슨 치료를 받아야 하고, 치료를 받으면 예후는 좋은가요?

A 앞으로의 예후는 환자분의 글리슨 점수와 암의 진행 정도 즉, 암의 병기

에 달려 있습니다. 글리슨 점수는 조직검사를 통해 얻어진 전립선 암세포의 악성도를 정하는 데 사용되는 것으로, 1에서 5까지의 등급이 있습니다. 거의 정상 세포에 가까운 경우를 1이라고 했을 때, 가장 비정상적인 경우를 5라고 합니다. 일단 조직표본에서 가장 흔한 두 가지 부위의 등급을 합쳐 글리슨 점수를 매깁니다. 따라서 글리슨 점수는 2에서 10점까지 나타나고, 점수가 높을수록 악성도가 높다는 것을 뜻합니다.

암의 병기 분류는 TNM병기를 이용하는데 T는 일차 종양의 크기를, N은 림프절의 침범 범위를, M은 전이 유무를 나타냅니다. 담당 의사가 환자분의 병기에 따른 치료 방법을 설명해 준 뒤에 이에 따른 치료 방법을 선택하게 될 것입니다. 만일 글리슨 점수가 낮고 아직 전이가 되지 않은 작은 암세포라면, 근치적 전립선 절제술로 완치가 가능할 것입니다.

➕ PSA 수치가 너무 높게 나타났다면

Q 최근의 검사에서 저희 남편의 PSA 수치가 50으로 나왔습니다. 직장수지검사에서 전립선이 크고 단단해져 있으며 결절이 만져진다고 합니다. 그래서 조직검사를 받기로 했는데 PSA 수치가 너무 높아 마음이 불안합니다. 이 정도 수치면 전립선암에 걸린 것일까요?

A 아무런 감염이 없는 상태에서 PSA가 50이라는 것은 일반적으로 암덩어리가 있다는 것을 의미합니다. 만일 암이라면 PSA 수치만으로 봤을 때 불행히도 이미 상당히 진행된 상태인 것 같습니다. 하지만 반드시 전이가 발생했다고 단정할 수는 없으며 국소 진행성 암일 가능성도 있습니다. 직장수지검사 소견까지 봤을 때 전립선암일 가능성이 높은 것으로 생각됩니다. 빠른 시간 내에 초음파 유도 전립선 조직검사를 받으시고 적절한 치료법을 의사와 상의하시기 바랍니다.

✚ PSA 수치가 높고 조직검사에서 이상이 없을 때

Q 최근에 실시한 건강검진에서 PSA 수치가 높게 나와 조직검사를 받았습니다. 다행히 암은 아니라고 하는데 정말로 안심해도 될까요?

A PSA 수치는 다른 원인으로도 상승할 수 있습니다. 그러나 조직검사를 할 때 전립선 전체를 떼어내는 것이 아니고 무작위로 조직의 일부만을 채취하는 것이기 때문에 조직검사 결과 음성으로 나오더라도 PSA 수치가 계속 상승한다면 자주 검사를 해봐야 합니다. 첫 조직검사에서 암이 나오지 않더라도 조직검사를 다시 했을 때 암이 진단되는 경우도 있기 때문입니다.

✚ 조직검사를 하면 전립선암이 퍼질까?

Q 조직검사를 하기 위해 전립선암을 찌르면 암세포가 종양 밖으로 빠져나와 신체의 다른 부위로 퍼진다는 얘기를 들었습니다. 정말로 조직검사를 하게 되면 암이 퍼질 수도 있나요?

A 간혹 일부 암들, 예를 들어 유방암, 췌장암, 담관암, 고환암 등의 종양에서 이런 사례가 보고되기는 합니다. 폐암과 대장암에서는 드물게 보고되며 아직까지 전립선암, 림프종, 뇌종양에서는 보고된 바가 없습니다.

조직검사 시 종양이 퍼질 수 있는 종류의 암이라면 외과의사는 수술 시에 조직검사를 시행한 통로와 피부 일부를 절제합니다. 그러나 조직검사 통로를 통해 퍼질 가능성이 없는 암일 경우, 추가적인 예방 조치가 필요하지는 않습니다. 폐와 대장의 경우 세포 검사를 위해 아주 가는 바늘을 사용하므로 전이 가능성이 매우 낮지만 다른 암에서 큰 구경의 바늘을 사용하는 경우 다소간 위험성이 존재하긴 합니다. 그러나 이런 위험성은 아주 낮다고 볼 수 있으며 이런 극히 낮은 위험성 때문에 조직검사를 하지 않는 것은 오히려 치료에 도움이 되지 않습니다.

✚ 대기요법은 어떤 환자에게 적합할까?

Q 저희 아버지는 현재 88세이시고 최근에 전립선암 진단을 받았습니다. 아버지는 치료를 원하지 않으시고 담당 의사도 이를 허락했습니다. 하지만 자식된 도리로 아버지를 설득해서라도 치료를 받게 하는 게 좋을지 아버지의 뜻을 따라야 할지 모르겠습니다. 이럴 경우 어떻게 하는 게 최선의 선택일까요?

A 전립선암은 매우 천천히 진행이 됩니다. 그래서 어떤 환자들은 암이 매우 서서히 자랄 것이라는 희망을 가지고 치료를 받지 않는 쪽을 선택하기도 합니다. 이런 경우, 어떤 치료도 받지 않으므로 수술이나 방사선 치료, 또는 호르몬 치료로 인한 부작용을 겪지 않아도 됩니다.

작고 낮은 등급의 종양을 가졌거나 PSA 수치가 서서히 상승하는 환자라면, 3~6개월 단위로 관찰하면서 치료가 필요하다고 판단이 될 때 치료를 받기도 합니다. 그러나 다발성 질환을 가진 고령의 남성에게는 이보다는 대기요법을 권장할 수 있습니다.

능동적감시의 경우는 3~6개월 단위로 집중적으로 추적하면서 전립선 조직 검사를 반복 시행하기도 하지만 대기요법의 경우는 이처럼 적극적으로 경과 변화를 관찰하지 않습니다. 지금까지 알려진 연구에 의하면 이런 경우는 전립선암보다는 다른 이유로 사망하는 경우가 훨씬 더 많기 때문에 이론적으로 성립 가능한 치료법입니다. 하지만 만일 분화도가 높은 환자라면 병이 빠르게 진행될 가능성도 그만큼 높기 때문에 대기요법보다는 수술과 같은 좀 더 적극적인 치료를 해야 합니다.

따라서 질문하신 분의 아버님 같은 경우, 이미 고령이시고 치료에 따른 부작용을 견딜 수 있을 만큼 건강하지 않다면 대기요법이 좀 더 바람직한 선택이 될 수도 있습니다.

✚ 근치적 전립선 절제술 이후 PSA가 상승했다면?

Q 저희 아버지는 65세로 2년 전 근치적 전립선 절제술을 받으셨습니다. 현재 PSA가 0.5까지 상승했고 여전히 암을 가지고 계시기 때문에 방사선 치료를 받아야 할 것 같습니다. 담당 의사는 6개월 후 다시 검사를 해보자고 하는데 그러면 너무 오래 기다리는 것이 아닌지, 그동안 암세포가 더 자라는 것은 아닌지 걱정이 됩니다. 지금 당장 다른 치료 방법을 찾아봐야 하는 건 아닐까요?

A 혈중 PSA는 전립선 암세포뿐만 아니라 정상 전립선 세포에서도 만들어집니다. 근치적 전립선 절제술 후에는 전립선을 모두 제거했기 때문에 PSA가 검출되지 않아야 합니다. 보통 PSA 수치가 0.2ng/mL 미만일 때 PSA가 검출되지 않는 것으로 봅니다. 근치적 전립선 절제술 이후 PSA는 검출되었지만 암이 퍼진 증거가 발견되지 않았을 경우, 이를 생화학적 재발이라고 부르는데, 임상적으로 직장수지검사나 방사선 검사상에서는 암의 재발 증거가 없지만 PSA가 검출되므로 현미경 수준에서는 전립선암이 존재할 가능성이 있다는 의미입니다.

이러한 환자들에 대한 통상적인 검사로는 직장수지검사를 포함한 주의 깊은 신체검사, 직장 초음파 등이 있으며, 때로는 TRUS(transrectal ultrasound)를 통한 생검이 포함되기도 합니다. 흉부 X선 검사, 골반과 복부에 대한 CT 또는 MRI 검사 및 뼈 스캔 검사가 암의 림프절 전이와 원격전이를 발견하는 적절한 검사입니다.

이런 상황에서의 치료는 내과적 치료 없이 정기적인 PSA 측정과 직장수지검사를 계속하는 것, 방사선 치료, 또는 호르몬 치료를 선택할 수 있습니다. 만약 국소 재발의 위험성이 높아 보이면 방사선 치료를 원래 전립선암이 있던 부위에 시행할 수 있습니다.

여러 연구 결과, 방사선 치료가 근치적 전립선 절제술 이후 PSA가 상승한 환자의 종양에 대한 국소 조절 효과를 높이는 것으로 나타났습니다. 그러나 이런 환자들에 대한 방사선 치료의 효과는 좀 더 오랜 기간 추적 검사를 시행하여 추가적인 평가가 필요합니다.

호르몬 치료 역시 선택할 수 있는 방법 중 하나입니다. 이때 호르몬 치료 단독이나 방사선 치료와 함께 시행할 수 있습니다. 호르몬 치료로 전립선암의 성장을 자극할 수 있는 테스토스테론을 차단하는 효과를 얻습니다.

질문하신 분의 아버님 역시 이런 여러 가지 방법들을 염두에 두시고 담당 의사와 상의해보시는 게 좋을 듯합니다.

✚ PSA 수치가 0으로 떨어지지 않습니다

Q 저는 근치적 전립선 절제술을 받은 적이 있는데 PSA가 한 번도 0으로 떨어진 적이 없습니다. 1년 전 방사선 치료를 받았지만 역시 수치가 0으로 떨어지지는 않았습니다. 현재 저의 PSA는 3.3ng/ml까지 상승했습니다. 작년 여름 시행한 뼈 스캔에서는 암세포의 전이 소견이 전혀 없었고, 다음 주에 새로 뼈 스캔을 받을 예정입니다. 담당 의사는 PSA가 위양성으로 상승했을 것이라고 말씀하십니다. 다만 치료 시 어느 정도 PSA 수치가 반응을 했기 때문에 이 말을 믿기 어려운 게 사실입니다. 담당 의사에게 어떤 질문을 해야 할까요?

A PSA는 전립선뿐만 아니라 정상 전립선 상피 세포에서도 생산되는 당단백입니다. 그러므로 혈중 PSA는 전립선에 특이한 것이지 전립선암에 특이한 것은 아닙니다. 질문하신 분께서 전립선 절제술을 받으셨다는 사실은 수술 시 암과 함께 모든 전립선이 함께 제거되었기 때문에 PSA가 0이거나 검출된다고 하더라도 0.2nm/ml 미만이어야 한다는 의미입니다.

혈중 PSA가 상승하는 이유로는 여러 가지가 있지만 양성전립선비대증, 전립선 감염, 전립선에 대한 시술 또는 생검, 그리고 전립선암이 원인입니다. 환자분의 경우, 전립선 조직이 남아 있지 않으므로 PSA 상승은 아마도 잔존암 때문일 것으로 판단됩니다.

근치적 전립선 절제술 이후 PSA가 상승하는 경우, 전립선 수술 부위에 대한 국소 방사선 치료가 다양한 정도의 성공률을 보여주고 있습니다. 일부에서는 항남성호르몬 치료를 방사선 치료와 동시에 혹은 이후에 이어 시행하거나 아예 방사선 치료 대신으로 사용하는 것을 선호하기도 하는데 모두 환자의 특정 상황에 따라 결정됩니다.

PSA가 방사선 치료 이후에도 계속 상승하여 있다는 사실은 심각한 문제로, 잔존암이 전립선 수술 부위나 림프절, 또는 뼈에 존재한다는 것을 의미할 수 있습니다. 뼈 스캔이 뼈로의 전이를 찾는 데 도움이 되긴 하나 항상 병을 찾아내는 건 아닙니다. 어떤 방사선학적인 검사도 100%의 민감도와 정확성을 갖고 있진 않기 때문입니다.

환자분께서는 아마도 뼈 스캔에서 찾아내기 어려울 만큼 아주 작은 병변을 가지고 계신 것 같습니다. 한 가지 주요한 문제는 환자분 본인이 전이의 징후인 뼈의 통증이 있느냐, 없느냐 하는 것입니다. 담당 의사와 함께 이 시점에서 환자분에게 호르몬 치료가 필요한지를 상의해보십시오.

✚ 근치적 전립선 절제술 이후 발생한 요실금

Q 남편이 3주 전 근치적 전립선 절제술을 받았습니다. 그런데 5일 전 도뇨관을 제거한 이후부터 극심한 요실금으로 매우 우울해합니다. 남편의 주된 걱정은 소변을 보고 싶다는 감각이 없다는 것입니다. 느끼지도 못하는 사이 계속 소변이 새어 나가니 걱정이 이만저만 아닙니다. 화장실에 앉아 있을 때 이외에는 전혀 조절을 할 수가 없다고 합니다. 이런 현상이 흔한 것인가요?

Ⓐ 근치적 전립선 절제술을 받은 환자에게 도뇨관 제거 후 요실금이 발생하는 것은 흔한 일입니다. 어떤 환자들은 일주일 이내에 회복이 되기도 하지만 이는 드문 경우에 속합니다. 또 어떤 환자들은 1년 이상의 시간이 걸리기도 하는데 이 역시 드문 경우입니다. 일반적으로는 3개월 정도가 지나면 대부분의 상황에서 요실금이 거의 나타나지 않을 만큼 좋아집니다. 그러나 완전히 요실금에서 회복되려면 좀 더 시간이 필요합니다. 조절 기능을 빨리 회복하고 싶다면 골반저 운동을 하는 것이 좋습니다.

✚ 로봇 수술의 장점에 대해 알고 싶어요

Ⓠ 저는 최근에 전립선암을 진단받았습니다. 수술을 하기로 결정했는데 개복 수술과 로봇 수술 중 어떤 것이 더 예후가 좋은지 알고 싶습니다.

Ⓐ 로봇 전립선 절제술은 전립선암의 치료를 위해 전립선을 완전히 절제할 때 최소한의 침습적인 접근 방법으로 시행할 수 있는 시술입니다. 이 시술의 주된 장점은 통증이 적고, 일상생활로의 복귀가 빠르게 가능하며, 입원 기간이 짧고, 혈액손실이 적고, 도뇨관 유치 기간이 짧다는 점입니다.

대부분의 병원에서 개복 근치적 전립선 절제술의 입원 기간이 1~5일임에 비해 로봇 전립선 절제술의 입원 기간은 보통 24시간 이내입니다. 그러나 어떠한 수술이든지 경험이 많은 외과의사에게서 수술을 받을 경우 더욱 예후가 좋고 부작용도 줄일 수 있다는 것을 잊지 말아야 합니다. 특히 1년에 100회 이상의 전립선 절제술을 시행하는 외과의사들에게 시술을 받을 경우 수술 결과가 더욱 좋습니다.

✚ 호르몬 치료를 하면 거세저항성 전립선암이 발생한다는데 치료를 안 받으면 안 되나요?

Q 저는 전립선 치료 중 호르몬 치료를 권유받았습니다. 2~3년 호르몬 치료를 받으면 거세저항성 전립선암이 발생한다는데 치료를 받아야 하나요?

A 호르몬 치료를 하면 거세저항성 전립선암이 생긴다는 건 틀린 말은 아닙니다. 하지만 수술 또는 방사선 치료를 한 후 암이 진행 상태에 있을 경우, 또는 진단 당시 이미 전이가 있는 경우에 호르몬 치료를 시작하는 것은 수명을 연장시키는 효과가 있으며 전립선암으로 인한 증상들을 완화시킬 수 있습니다.

일단 호르몬 치료를 시작했다면 최소 1~3개월 간격으로 치료에 대한 반응을 살피기 위해 의사를 만나야 하며, 테스토스테론 및 PSA를 포함한 피검사를 해야 합니다. 테스토스테론은 거세치에 있어야 하며, PSA 수치로 호르몬 치료의 효과를 간접적으로 알 수 있습니다.

✚ 전립선암의 호르몬 치료와 골절은 어떤 관계가 있을까?

Q 저희 아버님께서 전립선암 진단을 받은 뒤 호르몬 치료를 권유받았습니다. 아버님께서는 호르몬 치료의 부작용인 골절에 대해 매우 걱정을 많이 하십니다. 이 문제에 대해 도움을 받을 수 있을까요?

A 전립선암 치료에 사용되는 가장 흔한 호르몬은 고세렐린이나 루프로라이드와 같은 LHRH 작용제입니다. LHRH 작용제는 LHRH와 비슷한 물질로 성 호르몬의 분비를 조절할 수 있습니다. 그러나 LHRH 작용제는 LHRH와는 달리 신체에 영향을 미쳐 결과적으로 성호르몬의 분비를 감소시키거나 중단시킬 수 있습니다.

성호르몬이 감소된 고령의 남성들은 성호르몬 분비가 정상인 같은 연령대의 남성에 비해 골다공증이 빈번하게 발생합니다. 이런 이유로 전립선암 환자가 고환 절제술을 받은 경우 비슷한 연령의 일반 남성에 비해 골다공증에 의한 골절이 더 많이 발생하게 됩니다. 또한 환자의 비만도와 연령, 적은 운동량도 골 소실에 영향을 미친다고 알려져 있습니다.

전립선암 때문에 거세 치료를 받은 환자가 골절의 위험성을 줄이기 위해서는 치료를 선택하기 전 골밀도 검사가 필요할 수 있습니다.

또한 전이성 전립선암 환자들은 비스포스포네이트라는 계통의 약물 치료를 고려해봐야 합니다. 암이 진행된 경우, 흔히 뼈로 전이가 되는데 이런 약제가 골절의 위험성을 감소시키고 골밀도를 개선시켜줍니다.

✚ 거세저항성 전립선암의 치료 방법

Q 저는 현재 호르몬 치료를 받고 있는데도 전립선암이 진행되어 담당 의사로부터 항암화학 치료를 권유받았습니다. 전립선암에 이용되는 항암화학 치료는 어떤 게 있나요?

A 호르몬 치료에 더 이상 반응하지 않는 전립선암을 거세저항성 전립선암이라고 합니다. 호르몬 치료를 LHRH 작용제를 사용하거나 남성호르몬 억제제를 함께 사용하기도 하며, 수술적인 방법으로 고환을 절제하기도 합니다. 그러나 이런 모든 방법을 동원해도 결국 호르몬에 반응하지 않는 암세포가 자라날 수 있습니다. 이럴 경우 의사들은 케토코나졸이나 프레드니손 또는 에스트로겐 등의 2차 약제를 사용하며 이런 치료에도 불구하고 암이 진행된다면 항암화학 치료를 고려할 수 있습니다.

일반적으로 도세탁셀과 프레드니손을 포함한 항암화학 치료는 거세저항성 전립선암의 표준 치료로 여겨집니다. 여러 연구 결과, 도세탁셀을 단독으로 사용했을 경우 미토산트론과 프레드니손에 비해 생존율이 더 높게 나왔습니다. 또 다른 연구에서는 도세탁셀과 에스타라무스틴을 병합하는 것과, 미토산트론과 프레드니손을 병합한 것을 비교해보았을 때 도세탁셀을 사용한 경우가 생존율이 더 높은 것으로 나타났습니다.

도세탁셀 치료에도 불구하고 질병이 진행하는 경우 카바지탁셀을 사용해볼 수 있습니다. 카바지탁셀은 도세탁셀과 비슷한 계열의 항암화학 약물입니다. 국외 임상연구에서 이 약물을 사용한 환자의 경우 사용하지 않은 환자에 비해 유의미하게 생존 기간이 연장된 것으로 보고되었습니다. 하지만 도세탁셀보다 부작용이 더욱 많습니다.

수년 전까지만 하더라도 LHRH 길항제 등의 표준 호르몬 치료에도 불구하고 암이 진행하는 거세저항성 전립선암이 발생하면 항암화학 치료 외에 특별한 호르몬 치료약이 없었는데, 최근 몇 년 사이 엔잘루타마이드와 아비라테론 등의 안드로겐 수용체 길항제 계열의 약물들이 출시되었습니다. 이 약제들은 남성호르몬이 생성되는 여러 다른 경로들을 차단하여 남성호르몬의 생성을 더욱 강력하게 억제하는 작용을 합니다. 이 약물들은 거세저항성 전립선암의 표준 치료인 항암화학 치료 사용 여부와 무관하게 생존율 개선에 효과적인 것으로 입증되었습니다.

만일 항암화학 치료와 안드로겐 수용체 길항제 계열의 약물 치료를 받는 도중에도 암이 진행된다면 치료의 초점은 증상을 완화시키는 쪽으로 바뀌게 됩니다. 이것은 통증과 같은 증상을 덜어주고 병의 말기를 견뎌내면서 삶의 질을 개선시키는 치료법입니다.

✚ 임상실험에 참여를 권유받았다면?

Ⓠ 약 9개월 전 거세저항성 전립선암을 진단받은 후, 항암화학 치료와 안드로겐 수용체 길항제 계열의 약물 치료를 받았습니다. 제 주치의로부터 이

제 임상실험 참여를 권유받았습니다. 연구에 참여하라니, 제가 실험 대상이 된다는 말인가요?

Ⓐ 원론적으로는 맞는 말입니다. 하지만 우려와는 달리 임상실험에 참여함으로써 상당한 이점을 기대해볼 수 있습니다.

임상실험에 참여하면 잠재적으로 우수한 약물을 누구보다 빨리 사용해볼 수 있습니다. 앞서 언급한 모든 호르몬 치료 및 항암화학 치료 약제들은 임상연구를 거쳐 효과가 입증된 약제들이며, 결과적으로 이 약제를 투여받은 환자들은 임상실험 참여를 통해 혜택을 받은 셈입니다. 임상실험의 대상이 되는 환자들은 그 시점에서 마땅히 다른 치료 방법이 없는 상황일 경우가 많습니다. 따라서 임상실험 약제는 환자의 상태에서 최선의 치료가 될 수도 있습니다. 잠재적으로 우수한 약물을 무료로 접할 수 있는 것도 장점입니다.

실제로 지난 10년간 강남세브란스병원에서 치료받은 전립선암 환자 중 임상실험에 참여한 경우, 여러 이유로 참여하지 못한 경우에 비해 생존이 우수한 것으로 나타났습니다. 마땅한 치료 방법이 없는 상황에서 잠재적으로 효과가 좋은 치료를 받게 되어 나타난 결과로 생각됩니다. 반면 임상실험에 참여할 경우 실험적인 특성, 무작위 과정, 표준 치료와의 차별성, 잠재적인 부작용 등을 고려해야 하므로 주치의와 충분히 상의한 후 결정하는 것이 좋겠습니다.

✚ 통증 조절에 대해

Ⓠ 저희 아버지는 전이성 전립선암 때문에 심한 어깨 통증으로 고통받고 계십니다. 이런 통증을 줄여드릴 수 있는 방법은 없을까요?

Ⓐ 먼저 환자분의 통증이 어느 정도인지 담당 의사에게 이야기해야 합니다. 그런 다음 비스테로이드성 소염진통제나 마약성 진통제와 같은 통증 조

절을 위한 약제 처방을 부탁하십시오. 비스테로이드성 소염진통제는 통증과 통풍, 관절염이나 암의 통증에 효과가 있습니다. 마약성 진통제는 중증 이상의 통증에 사용하는 더 강력한 진통제입니다.

또한 통증을 유발하는 특별한 부위에 단기간의 방사선 치료를 해볼 수도 있습니다. 통증을 완화시킬 수 있는 여러 가지 방법이 있으므로 반드시 담당 의사와 상의를 해보십시오.

✚ 음경보형물에 대해

Q 저는 4년 전에 근치적 전립선 절제술과 고환 절제술을 모두 시행받았습니다. 고환 절제술 이후 심각한 우울감에 빠져 있는데 이를 극복할 방법이 있나요?

A 고환 절제술로 인한 마음의 고통이 상당했으리라 생각됩니다. 먼저 이런 경우 음경보형물을 생각해볼 수 있습니다. 경험이 많은 의사에게 음경 보형물에 대해 상의하십시오. 많은 도움이 될 수 있습니다.

국제 전립선 증상 점수표
(International Prostate Symptom Score, IPSS)

지난 한 달간 소변을 볼 때의 경우를 생각해서 대략 5번쯤 소변을 본다고 하면 몇 번이나 다음의 불편한 증상이 나타나는지 해당 칸에 V 표시를 해주십시오.

증상	0	1	2	3	4	5
평소 소변을 다 보았는데도 소변이 남아 있는 것 같이 느끼는 경우가 있습니까?	전혀 없다	5번 중 1번	5번 중 1~2번	5번 중 2~3번	5번 중 3~4번	거의 항상
평소 소변을 보고 난 후 2시간 이내에 다시 소변을 보는 경우가 있습니까?	전혀 없다	5번 중 1번	5번 중 1~2번	5번 중 2~3번	5번 중 3~4번	거의 항상
평소 소변을 볼 때 소변 줄기가 끊어져서 다시 힘주어 소변을 보는 경우가 있습니까?	전혀 없다	5번 중 1번	5번 중 1~2번	5번 중 2~3번	5번 중 3~4번	거의 항상
평소 소변을 참기가 어려운 경우가 있습니까?	전혀 없다	5번 중 1번	5번 중 1~2번	5번 중 2~3번	5번 중 3~4번	거의 항상
평소 소변 줄기가 가늘다고 느끼는 경우가 있습니까?	전혀 없다	5번 중 1번	5번 중 1~2번	5번 중 2~3번	5번 중 3~4번	거의 항상
평소 소변을 볼 때 소변이 금방 나오지 않아 아랫배에 힘을 주어야 하는 경우가 있습니까?	전혀 없다	5번 중 1번	5번 중 1~2번	5번 중 2~3번	5번 중 3~4번	거의 항상
평소에 잠을 자다가 일어나서 소변을 보는 경우가 하룻밤에 몇 번이나 있습니까?	전혀 없다	5번 중 1번	5번 중 1~2번	5번 중 2~3번	5번 중 3~4번	거의 항상
총 증상 점수			(	)점		

생활 만족도	0	1	2	3	4	5
소변을 보는 상태로 평생을 보낸다면 당신은 어떻게 느끼겠습니까?	아무 문제 없다	괜찮다	대체로 만족	만족, 불만족, 반반	대체로 불만	괴롭다, 견딜 수 없다
생활불편 점수			(	)점		

판정

0점 증상 없음
1~7점 경미한 증상
8~19점 중등도의 증상(비뇨의학과적인 진료 권함)
20~35점 심한 증상(빠른 시일 내로 비뇨의학과 방문 치료 필요)

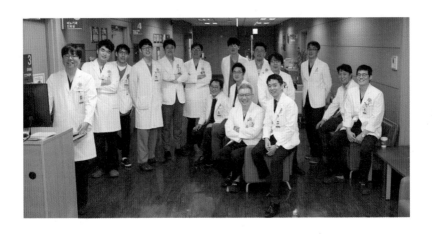

강남세브란스 암센터 전립선암 클리닉

강남세브란스병원 암센터 전립선암 클리닉은 국내 최고 수준의 의료진과 시설 및 수술 기술을 바탕으로 전립선암의 조기 발견과 진단, 치료, 더 나아가 예방 및 교육을 위해 체계적인 진료 체계를 구축하고 있다. 현재까지 연세대학교 비뇨기과는 다빈치를 이용한 전립선암 수술을 2,000건 이상 시행하였으며 누적된 전립선암 환자만 7,000명이 넘는다. 이처럼 강남세브란스병원에서는 국내 최고의 임상 경험을 토대로 완벽한 진료, 최고의 진료가 이루어지고 있으며 모든 환자에게 최상의 결과를 안겨주고 있다.

| 전립선암 전문클리닉의 미션과 비전 |
'완벽한 진료, 최고의 치료, 최상의 결과'

강남세브란스 암센터 전립선암 클리닉은 비뇨기과, 방사선 종양학과, 영상의학과, 병리과 등과 유기적인 협진 체계를 통해 다른 병원보다 더 신속하고 적확한 치료가 가능하며 퇴원 후에도 의료진과의 개별적인 관리가 가능합니다. 전립선 조직검사가 필요하거나 혹은 전립선암으로 진단받고 추가적인 치료가 필요한 경우 비뇨기과 암클리닉에 내원하게 되면 당일 조직검사 혹은 당일 입원이 가능합니다. 그리고 향후 치료 방침을 위한 MRI, CT, 전신 뼈주사검사 등의 검사가 지연되지 않고 바로 시행이 가능합니다. 이후 전립선암 수술이 필요한 경우 후치골을 통한 신경 보존 근치적 전립선 절제술뿐만 아니라 로봇을 이용한 전립선 절제술 또한 원하는 날짜에 맞춰서 시행이 가능합니다.

한 가지 더 중요한 점은, 전립선암은 단순히 수술로만 모든 것이 해결되는 것이 아닙니다. 여러분이 이 책에서 보고 읽으신 것처럼 수술 후의 관리가 더욱 중요합니다. 수술 후 암의 재발이나 PSA 추적 관리 등 종양학적인 관리와 함께 배뇨 기능, 성 기능 등의 기능적인 관리 또한 환자 자신의 삶의 질을 위해 매우 중요합니다. 이것이 바로 전립선암 분야에서는 단순히 수술 기술만 뛰어나다고 해서, 또 병원의 규모가 가장 크다고 해서 무조건 최고 병원이 될 수 없는 이유입니다. 또한 세브란스병원 비뇨기과가 전립선암에 있어서 왜 한국에서 제일가는 병원으로 꼽히고 있는지에 대한 이유입니다.

최신의 시설 및 수술 기술과 함께 여러 전립선암 환자들에 대한 임상 경험과 정보들이 차곡차곡 쌓여 지금의 세브란스 비뇨기과가 만들어졌습니다. 다양한 전문적 임상 경험과 함께 환자에 대한 인간적인 접근을 통해 모든 전립선암 환자들에게 종양학적인 성과와 삶의 질에 관련된 기능의 보존 두 가지 모두를 만족시키는 국내 최고의 병원으로서 해야 할 의무를 앞으로도 성심성의껏 다하겠습니다.

▶예약 안내

전화 예약 1599 – 6114 **전립선암 클리닉 접수** 02-2019-2590

| 저자 소개 |

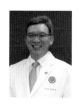

정병하

1984년 연세대학교 의과대학을 졸업하고 동 대학원에서 석사 및 박사 학위를 받았다. 연세대학교 비뇨기과 교수로 있으면서 1994년 미국 Mayo Clinic에서 근무하였으며 현재 연세대학교 강남세브란스병원 비뇨기과장 겸 전립선암 클리닉팀장이기도 하다. 특히 미국 Mayo Clinic 연수를 통해 전립선암에 대한 다양한 임상 경험과 앞선 치료 방법을 습득했으며 이를 토대로 한국에서 신경보존술식을 동반한 치골뒤 근치적 전립선 절제술을 시행하여 놀라운 치료 효과를 이미 보고하였으며 국내에 전립선암의 치료 및 임상 실험 등에 있어서 독보적인 선두주자이다.

대한전립선학회장을 역임하였으며 국내외 여러 학회에서 큰 역할을 맡아 활발히 활동 중이다. 특히 개복술식을 이용한 전립선암 환자 치료의 경험을 바탕으로 2007년부터 다빈치 로봇을 이용한 전립선암 수술을 시작해 환자들에게 좋은 반응과 뛰어난 치료 효과를 얻고 있다. 이밖에도 전립선비대증 및 전립선암에 관해 300여 편의 국내외 논문을 작성할 정도로 학술적으로도 뛰어나다. 이러한 학술적 성과를 바탕으로 국제적 인지도 또한 높아 해외에서 많은 초청 강연을 하고 있는 한국의 전립선암 전문 비뇨기과 명의 중 한 명이다.

진료과 비뇨의학과, 전립선암 클리닉
주요 관심 분야 로봇 수술, 전립선암, 전립선비대증, 비뇨기종양
학력 연세대학교 의과대학 졸업

| 강남세브란스병원 |

홍창희
진료과 비뇨의학과
주요 관심 분야 비뇨기계 복강경 시술, 전립선 질환
학력 연세대학교 의과대학 졸업, 연세대 세브란스병원 비뇨의학과 전문의 수료, 연세대 비뇨기과 교수

조강수
진료과 비뇨의학과
주요 관심 분야 전립선암, 방광암, 신장암, 로봇수술
학력 연세대학교 의과대학 및 대학원 졸업, 연세대 비뇨의학과 교수

구교철
진료과 비뇨의학과
주요 관심 분야 요로결석 내시경수술, 전립선암, 신장암, 방광암, 배뇨장애, 로봇수술
학력 연세대학교 의과대학 및 대학원 졸업, 연세대 비뇨의학과 교수

이광석
진료과 비뇨의학과
주요 관심 분야 전립선 질환/전립선 암 진단/배뇨장애/비뇨기암
학력 서울대학교 공과대학 기계항공공학부 졸업, 연세대학교 의과대학 졸업

안현규
진료과 비뇨의학과
주요 관심 분야 일반비뇨기질환
학력 영남대학교 의과대학 졸업

박지수
진료과 비뇨의학과
주요 관심 분야 일반비뇨기질환
학력 연세대학교 의과대학 졸업

이익재
진료과 방사선 종양학과
주요 관심 분야 토모테라피, 전립선암, 소화기암, 고형암
학력 연세대학교 원주의과대학 졸업, 연세대학교 방사선 종양학과 교수

김준원
진료과 방사선 종양학과
주요 관심 분야 토모테라피, 식도암, 위암, 직장암, 부인암, 뇌종양, 두경부암
학력 가톨릭대학교 의과대학 졸업, 연세대학교 방사선 종양학과 교수

정재준
진료과 영상의학과
주요 관심 분야 복부 영상의학, 비뇨기계 질환 및 종양 진단
학력 연세대학교 의과대학 졸업, 연세대학교 영상의학과 교수

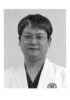
유정식
진료과 영상의학과
주요 관심 분야 복부 영상의학, 비뇨기계 질환 및 종양 진단
학력 연세대학교 의과대학 졸업, 연세대학교 영상의학과 교수

김성준
진료과 영상의학과
주요 관심 분야 근골격계 영상유도 조직검사-중재시술, 근골격계 영상진단, 의료영상 인공지능
학력 연세대학교 의과대학 졸업, 연세대학교 영상의학과 부교수

조은석
진료과 영상의학과
주요 관심 분야 복부 영상의학, 비뇨기계 질환 및 종양 진단
학력 연세대학교 원주의과대학 졸업, 연세대학교 영상의학과 교수

임범진
진료과 병리과
주요 관심 분야 비뇨기병리, 분자병리
학력 연세대학교 의과대학 졸업, 연세대학교 병리과 교수

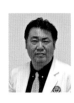
유영훈
진료과 핵의학과
주요 관심 분야 종양핵의학, PET 영상의학
학력 연세대학교 의과대학 졸업, 연세대학교 핵의학과 교수

전태주
진료과 핵의학과
주요 관심 분야 종양핵의학, PET 영상의학, 분자영상의학
학력 연세대학교 의과대학 졸업, 연세대학교 핵의학과 교수

송현미
진료과 비뇨의학과 수술코디네이터
주요 관심 분야 전립선암 환자 전문 수술 상담
학력 영진전문대학교 간호학과 졸업

이진영
진료과 비뇨의학과 임상연구전담 간호사
주요 관심 분야 전립선암 환자 전문 임상 연구
학력 연세대학교 간호대 졸업

이형건
진료과 임상전담 간호사
주요 관심 분야 전립선암 환자 전문 외래
학력 연세대학교 간호대 졸업

전립선암
완치 설명서

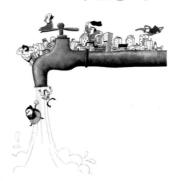